基层医生内分泌检验和诊断试验

顾问 邹大进

主审 苏 青　王育璠

主编 秦 利　刘连勇　陈 月　张 征

U0351242

上海科学技术出版社

图书在版编目(CIP)数据

基层医生内分泌检验和诊断试验 / 秦利等主编.
上海 : 上海科学技术出版社, 2025. 2. -- ISBN 978-7
-5478-7025-9

Ⅰ. R580.4

中国国家版本馆CIP数据核字第20255EW656号

基层医生内分泌检验和诊断试验

主编 秦 利 刘连勇 陈 月 张 征

上海世纪出版(集团)有限公司
上海科学技术出版社 出版、发行

(上海市闵行区号景路 159 弄 A 座 9F-10F)
邮政编码 201101　　www.sstp.cn
江阴金马印刷有限公司印刷
开本 787×1092　1/32　印张 6.5
字数:102 千字
2025 年 2 月第 1 版　2025 年 2 月第 1 次印刷
ISBN 978-7-5478-7025-9/R·3194
定价:58.00 元

编委会

主编

秦　利　刘连勇　陈　月　张　征

编委

陈　月　张　征　张　燕　杨架林
李晓华　张丽娟　索丽霞　程晓芸
周尊海　张进安　陶　枫　王　颖
刘连勇　张莉芝　闻　杰　顾明君
李　华　王遂军　查兵兵　盖显英
陈凤玲　张　敏　于雪梅　秦　利
周里钢　黄　珊　石　群

本书获以下项目资助：

1. 秦利名医工作室

2. 上海市浦东新区卫生系统重点学科建设资助，项目编号：PWZxk2022 - 29

3. 上海市宝山区医学重点学（专）科"糖尿病规范化管理专科"，项目编号：BSZK - 2023 - A08

4. 上海市宝山区医学重点学（专）科建设，项目编号：BSZK - 2023 - Z05

序　言

　　内分泌系统疾病发病率高、危害性大,严重影响居民健康和生命安全。作为人民健康的守护者,广大基层医生有必要熟悉了解内分泌疾病特点,熟练掌握各种检验和诊断技术。但内分泌系统疾病检验、检查项目众多,如何规范进行检验和诊断试验、对于试验结果如何科学解读、试验过程中有哪些注意事项,这些都是困扰基层医生的常见问题,也是医学继续教育的重要课题。

　　在这样的背景下,我非常欣喜地看到《基层医生内分泌检验和诊断试验》一书终于付梓出版,本书由上海市医学会内分泌专科分会第十二届委员会区县协作组组长秦利教授带领协作组各位专家共同编写而成。本书从基层临床实践出发,系统、全面地介绍了各种内分泌检验和内分泌系统功能诊断试验的基本原理、操作方法、注意事项和结果解读,兼具专业、严谨和实用、便捷,可帮助基层医生更好地熟悉和应用内分泌检验和诊断试验,提升临床诊疗水平,为患者提供更优质、更高效的医疗服务。

上海交通大学医学院附属瑞金医院

内分泌代谢病科主任

国家代谢性疾病临床医学研究中心主任

中国医学科学院学部委员

中华医学会内分泌学分会主任委员

王卫庆

前　言

内分泌系统由多个内分泌腺体组成,通过分泌激素来调节机体的生长、发育、代谢和生殖等功能。当内分泌系统出现问题时,会导致多种疾病的发生,如糖尿病、脂代谢紊乱、甲状腺疾病、痛风、骨质疏松症等。随着生活方式的改变和人口老龄化,这些内分泌疾病的发病率逐年上升。内分泌科的检验和诊断试验是内分泌科医生查找病因、进行疾病分型和鉴别诊断、为患者提供及时准确治疗的主要工具,对于判断病变性质和定位诊断具有重要价值。

内分泌检验项目种类繁多,试验过程复杂,为了帮助临床医生,特别是广大基层医生更好地掌握内分泌检验和诊断试验的知识,提高诊疗水平,上海市医学会内分泌专科分会区协作组组织专家编写了这本《基层医生内分泌检验和诊断试验》,本书紧贴临床一线实际需求,以简便性和实用性为原则,结合新近研究进展,详细介绍了各种内分泌检验和诊断试验的基本原理、操作方法、注意事项和结果判断,内容涵盖了各类常见内分泌疾病。

希望本书能够成为基层医生在临床工作中的"掌中宝",帮助基层医生更好地熟悉和应用内分泌检验和诊断试验,提高临床诊疗水平。

本书在编写过程中,得到了许多专家和同行的支持、帮助,在此表示衷心的感谢。同时也欢迎广大读者提出宝贵意见和建议,以便在今后修订中不断完善。

编者

目　录

第一章

糖尿病与糖代谢

一、 血糖水平检测

1. 静脉血浆葡萄糖(BG)

【临床意义】

血中的葡萄糖称为血糖。葡萄糖是人体的重要组成成分,也是能量的重要来源,为各种组织、脏器的正常运作提供动力。

空腹血糖是指在隔夜空腹(至少 8~10 小时未进任何食物,饮水除外)后,早餐前采的血浆检测出的血糖值。是糖尿病诊断的主要依据之一,可用于 2 型糖尿病一级预防的高危人群筛查,也可作为糖尿病患者的血糖控制监测指标之一,并指导药物治疗方案。

餐后血糖一般是指早、中、晚餐后 2 小时测定的血糖。餐后血糖代表葡萄糖负荷后的血糖水平,一般通用早餐后 2 小时血糖测定。餐后血糖是早期诊断糖尿病的重要指标,也对预防糖尿病大血管和微血管并发症的发生有重要作用。

随机血糖是指在不考虑进餐与否的情况下，测定一天中任意时间的血糖值。

【检测方法】

静脉采血 1.5～2 mL，摇匀后 1 小时内送检（如未能及时送检 2～8℃保存）。目前主要应用葡萄糖氧化酶法、己糖激酶法进行血糖检测。

【结果判断】

(1) 空腹血糖

空腹血糖正常值：3.9～6.1 mmol/L。

空腹血糖受损：6.1 mmol/L≤空腹血糖＜7.0 mmol/L。

糖尿病（诊断标准之一）：空腹血糖≥7.0 mmol/L。

低血糖：空腹血糖≤3.9 mmol/L（糖尿病患者）。

空腹血糖≤2.8 mmol/L（正常成人）。

(2) 餐后 2 小时血糖

餐后 2 小时血糖正常值：4.4～7.8 mmol/L。

糖耐量减退：7.8 mmol/L≤餐后 2 小时血糖＜11.1 mmol/L。

糖尿病（诊断标准之一）：餐后 2 小时血糖≥11.1 mmol/L。

(3) 随机血糖

正常值：3.9 mmol/L＜随机血糖＜11.1 mmol/L。

糖尿病（诊断标准之一）：随机血糖≥11.1 mmol/L。

【注意事项】

（1）检测空腹血糖需要至少禁食 8 小时，但不宜超过 16 小时，最好在清晨 7 点～9 点取血。测空腹血糖采血前不用降糖药、不吃早餐、不运动。如口渴可适量饮用白开水。如果有糖尿病史，采血前几天应继续按时应用降糖药物，不要特意停药。

（2）餐后 2 小时血糖是从进食第一口饭开始计时，2 小时进行血糖检测。在此期间可以进行适量的活动，但要避免剧烈运动，尽量保持情绪稳定。

2. 毛细血管血糖(CBG)

【临床意义】

CBG 可由患者自行操作，可用于糖尿病患者居家检测，也可用于住院患者床边检测。

【结果判断】

CBG 检测结果的意义同上述空腹血糖，餐后 2 小时血糖，随机血糖，但与静脉血浆葡萄糖存在一定偏差，不能用于糖尿病诊断。

【注意事项】

测血糖前应清洁双手，用 75％ 的酒精消毒受测手指，待酒精晾干再进行针刺。手指取血时，从手指的根部向指尖方向挤压，避免直接捏指尖取血。

3. 糖化血红蛋白(HbA1c)

【临床意义】

糖化血红蛋白是红细胞中的血红蛋白与血清中的糖类(主要指葡萄糖)通过非酶反应相结合的产物。形成糖化血红蛋白的非酶反应具有持续、缓慢、不可逆的特点,因此糖化血红蛋白浓度可有效地反映过去 8～12 周平均血糖水平,与检测前是否空腹、是否注射胰岛素、是否服用降糖药物等因素无关。糖化血红蛋白由 HbA1a、HbA1b、HbA1c 组成,其中 HbA1c 约占 70%,且结构较为稳定,常用作糖尿病控制的监测指标。

【检测方法】

采取静脉血,采用高压液相离子交换层析分离方法进行测定。

【结果判断】

HbA1c 正常值:4%～6%。

糖尿病(诊断标准之一):HbA1c≥6.5%。

成人 2 型糖尿病控制目标:HbA1c≤7%。

年龄较轻、病程较短、预期寿命较长、无并发症、未合并心血管疾病的 T2DM 患者在无低血糖或其他不良反应的情况下可采取更严格的 HbA1c 控制目标(如<6.5%,甚至尽量接近正常)。年龄较大、病程较长、有严重低血糖史、预期寿命较短、有显著的微血管或大血管并发症或合并严重基础疾病的患者可采取相对宽松的 HbA1c 控制

目标。

【注意事项】

（1）指尖毛细血管血 HbA1c 检测结果不能用于糖尿病诊断。

（2）HbA1c 检测不要求空腹。

（3）在以下情况下不能使用 HbA1c 诊断糖尿病：镰状细胞病、妊娠期糖尿病、葡萄糖-6-磷酸脱氢酶缺乏症、艾滋病、血液透析、近期失血或输血、促红细胞生成素治疗。此外，不推荐采用 HbA1c 筛查囊性纤维化相关糖尿病。

4. 糖化血清白蛋白(GA)

【临床意义】

糖化白蛋白是反映过去 2～3 周平均血糖水平的一项指标。因此在治疗效果的确认以及临床用药量的调整方面比 HbA1c 具有优势。另外，在许多血红蛋白代谢异常的情况下，HbA1c 的结果受到影响，不能真实反映患者的血糖水平，而 GA 的结果则不受影响，如糖尿病肾病透析患者、贫血患者、妊娠期妇女的血糖检测等。

【检测方法】

采取空腹静脉血，采用硝基四氮唑蓝（NBT）法或者酮胺氧化酶(KAO)法进行测定。

【结果判断】

正常值：① GA $<$ 285 μmol/L（NBT 法）；②122 μmol$<$GA$<$236 μmol/L(KAO法)。

【注意事项】

当患者血浆蛋白降低（≤35 g/L）时，糖化白蛋白结果不可靠。

5. 动态葡萄糖图谱（AGP）

【临床意义】

AGP 是通过软件对葡萄糖数据分析，并以图表和指标形式生成的报告。通过持续监测组织间液葡萄糖水平，"可视化"地展现了大量葡萄糖数据，从而呈现出更全面直观的葡萄糖信息。持续血糖监测（CGM）包括回顾性 CGM 系统、实时 CGM 系统以及扫描式 CGM 系统。CGM 的核心指标包括葡萄糖高于目标范围时间（TAR）、葡萄糖在目标范围内时间（TIR）以及葡萄糖低于目标范围时间（TBR）等。

【结果判断】

TIR 即 24 小时葡萄糖水平在目标范围内（通常为 3.9～10.0 mmol/L）的时间所占百分比（%）。TAR 即 24 小时葡萄糖水平＞10.0 mmol/L 的时间所占的百分比（%）。TBR 即 24 小时葡萄糖水平＜3.9 mmol/L 的时间所占的百分比（%）。

TIR 与糖尿病微血管并发症、大血管并发症、全因死亡和心血管死亡显著相关，可作为评估血糖控制和血糖波动的有效指标。

T1DM 和 T2DM 患者：对于大部分 T1DM 和 T2DM 患者，推荐 TAR＜25%，TIR＞70%，

TBR<4％,但需根据患者具体情况如年龄、降糖方案、并发症、合并症以及低血糖风险等制定个体化目标。

老年及高危糖尿病患者:对于年龄>60岁或高危糖尿病患者,考虑低血糖对于老年及高危糖尿病患者影响较大,可适当放宽血糖控制的要求,推荐TIR>50％;同时,老年及高危糖尿病患者必须严格控制低血糖风险,推荐维持在TBR<1％、TAR<10％。建议在使用CGM的同时保留指尖血糖检测的工具。CGM提示高血糖(>16.7 mmol/L),特别是低血糖(<3.9 mmol/L)时,建议进行指尖血糖检测以明确血糖情况,从而及时采取低血糖和高血糖的纠正措施。

妊娠期高血糖患者:T1DM合并妊娠患者推荐TIR>70％,T2DM及GDM至少应>90％,尽可能减少TBR及TAR。

【注意事项】

CGM数据解读强调的是整体性而不是点对点数据的比较,衡量CGM的准确性主要是以平均相对误差绝对值(MARD)来评价,这与传统血糖仪与静脉血差异的绝对值是完全不同的概念,使用CGM不能用每个点的血糖值与毛细血管血糖值相比较,而是看整个葡萄糖的曲线趋势。

二、 葡萄糖耐量试验

1. 口服葡萄糖耐量试验(OGTT)

OGTT 试验是一种葡萄糖负荷试验,用于了解患者胰岛 β 细胞功能和机体对血糖的调节能力,明确糖代谢状况,为诊断和治疗糖代谢异常疾病提供依据。

【临床意义】

人体对其所摄入的葡萄糖的处置调控能力称为葡萄糖耐量。健康者的糖调节机制完好,血糖能保持在一个比较稳定的范围内,即使一次性摄入大量的糖分,血糖浓度也只是暂时性轻度升高,2~3 小时内便可恢复到正常水平,说明对葡萄糖有很强的耐受能力,即葡萄糖耐量正常。

当体内存在胰岛素抵抗和/或胰岛素分泌异常时,机体对糖的吸收、利用能力下降,在服用一定量的葡萄糖后,血糖浓度则会显著升高,并且短时间内不能恢复至正常水平,说明机体耐糖能力减低,这种现象谓之糖耐量异常。

因此,OGTT 可以检测机体对血糖的调节能力,判断受检者是否存在糖调节异常及糖尿病,用于糖尿病前期的筛查以及糖尿病的诊断。

【检测方法】

(1) 空腹 8~10 小时,在早晨 8 点之前空腹静脉取血后,于 3～5 min 内喝下溶于 250mL 温水的 82.5 g 含水葡萄糖(其中含 75 g 葡萄糖),从喝第一口开始计时,分别于 30 min、60 min、120 min 及 180 min 时静脉取血送检,分别测定上述 5 个时间点的血糖值。也可以仅选择空腹、餐后 120 min 两个时间点血糖,称为简易 OGTT 试验。

(2)为评估机体在长时间内对葡萄糖的耐受能力,帮助诊断和监测糖尿病及相关疾病,可以在糖耐量试验基础上进行延长糖耐量试验,分别服糖前以及服糖后 30 min、60 min、120 min、180 min、240 min 等多个时间点测量血糖水平。

【结果判断】

糖耐量正常:空腹血糖在 3.9～6.1 mmol/L,餐后 0.5～1 小时血糖达高峰但不超过 11.1 mmol/L,餐后 2 小时血糖在 3.9～7.8 mmol/L,餐后 3 小时血糖恢复至空腹水平。

糖耐量减低(IGT):空腹血糖<7.0 mmol/L,7.8 mmol/L<OGTT 2 小时血糖<11.1 mmol/L。

空腹血糖调节受损(IFG):6.1 mmol/L<空腹血糖<7.0 mmol/L。

糖尿病:空腹血糖≥7.0 mmol/L 和/或 OGTT 2 小时血糖≥11.1 mmol/L。

【注意事项】

(1)已经明确诊断糖尿病者,不建议进行 OGTT。

(2)试验前 3 天,每天饮食中碳水化合物含量不应低于 250 g,过分节食可造成人为的糖耐量减低。

(3) 试验前 3～7 天停用可能影响血糖的药物,如糖皮质激素、避孕药、噻嗪类利尿剂、磺胺类药物、水杨酸钠等。

(4) 试验前空腹 10～14 小时,试验过程中要求受试者不做剧烈运动,不饮浓茶、咖啡等刺激性饮料,不得进食,不绝对限制饮水,口渴时可以适量喝少量白开水,不吸烟、饮酒。避免精神刺激,保持心情平静。

(5) 为保证血糖数值准确,血标本应在抽取后尽快送检。

(6) 试验后及时进食,防止低血糖。

2. 馒头餐试验

【临床意义】

馒头餐试验是使用馒头来替代葡萄糖粉进行糖耐量试验的方法。对于已经确诊糖尿病的患者,饮用糖水会引起血糖急剧升高,存在诱发急性并发症的风险,而馒头餐需要经过咀嚼、吞咽、胃肠道消化吸收的过程,因此馒头分解后产生的葡萄糖进入血液中的速度较慢,对于患者来说更为安全。馒头餐试验还可以避免因喝糖水引起的恶心、呕吐等胃肠道不适,尤其是对于老年人,用吃馒头来替代喝糖水更是优选。

【检测方法】

空腹 8～10 小时不进食,在早晨空腹状态下抽血,然后在 10 min 之内吃完准备好的馒头。从吃第一口馒头开始计时,分别于 30 min、60 min、120 min、180 min 抽血检查。

【结果判断】

同口服葡萄糖耐量试验,可用于病情监测,不能用于诊断。

【注意事项】

(1) 馒头餐中的馒头是由 100 g 标准面粉制作而成,馒头在蒸制过程中可能会有大小、重量的不同。

(2) 进行馒头餐试验时,可以适量饮水润喉送服,但不可加餐其他辅食,或与榨菜、咸菜、腐乳或牛奶、豆浆等食物同服。

3. 静脉葡萄糖耐量试验(IVGTT)

IVGTT 主要用于胰岛 β 细胞功能研究。对于有些不宜进行口服葡萄糖耐量试验的患者,如不能承受大剂量口服葡萄糖、胃切除后及其他可能导致口服葡萄糖吸收不良的情况,可以应用 IVGTT 来评估个体的葡萄糖调节能力。

【临床意义】

IVGTT 的主要优点是敏感性高、重复性好、变异性小,与高糖钳夹试验结果有很好的相关性,可用于预测糖尿病的发生,能早期反映 2 型糖尿病患者的 β 细胞功能受损程度。

IVGTT 的局限性在于难以评估中晚期糖尿病

患者的胰岛素分泌功能,因为当β细胞功能衰退到一定程度时,胰岛素对葡萄糖刺激的 AIR(急性胰岛素反应)已消失。

【检测方法】

(1) 禁食 8～12 小时,空腹状态下先检测血糖水平。

(2) 应用 25%或 50%的葡萄糖注射液,剂量为每千克体重 0.5 g,在 2～4 min 内静脉推注完毕,从开始注射葡萄糖起,每 30 min 会进行一次血糖测量,共进行 2～3 小时。

【结果判断】

同口服葡萄糖耐量试验。

【注意事项】

(1) 当胰岛 β 细胞功能衰退到一定程度时,胰岛素对葡萄糖刺激的急性胰岛素分泌反应已消失,因此 IVGTT 难以评估中晚期糖尿病患者的胰岛素分泌功能。

(2) IVGTT 结果中各个时相变化的相互关系还有待进一步阐明。

(3) IVGTT 有可能导致肩部不适、发热、静脉炎等不良反应,但大多持续数分钟后即消失。

4. 精氨酸糖耐量试验(AGTT)

【临床意义】

精氨酸糖耐量试验,又称精氨酸刺激试验,通过测量患者在静脉注射精氨酸前后的血糖水平变化来评估肝脏和胰腺对血糖的调节能力。主要用于评估肝脏和胰腺疾病对糖代谢的影响,如肝硬化、肝炎、胰腺炎等。此外,它还可以用于评估糖尿病患者胰岛素抵抗的程度。

【检测方法】

(1) 将25%的精氨酸按照0.5 g/千克体重的剂量(最大不超过30 g)用生理盐水稀释成10%的溶液,在30 min内,将稀释后的精氨酸溶液静脉滴入受试者体内。

(2) 在静滴精氨酸前,以及静滴后30 min、60 min、90 min和120 min分别取血样,用于测定血糖水平。

【结果判断】

正常反应:注射精氨酸后,血糖水平在30～60 min内显著升高,然后在90～120 min内逐渐降低至正常水平。

肝脏功能异常:如果血糖水平在注射精氨酸后没有显著升高,可能表明肝脏对血糖的调节能力受损。

胰腺功能异常:如果血糖水平在注射精氨酸后显著升高,但在90～120 min内没有降至正常水平,可能表明胰腺对血糖的调节能力受损。

【注意事项】

精氨酸糖耐量试验操作复杂,耗时较长,目前临床应用较少,已被其他更简单的试验所替代。

三、 其他

1. 胰岛素和 C 肽

【临床意义】

C 肽与胰岛素由共同的前体胰岛素原裂解而成,因此,C 肽测定结果不受外源性胰岛素的影响,可以反映内源性胰岛分泌功能。通过测定空腹及餐后各个时点胰岛素以及 C 肽的分泌水平及曲线特点,对于判断糖尿病临床分型和预后、制定个体化治疗方案有重要指导价值。

【检测方法】

(1) 空腹胰岛素、C 肽:在未摄入任何食物 8~10 h 的前提下,采血检测空腹胰岛素和 C 肽水平。

(2) 胰岛素/C 肽释放试验:将 82.5 g 含水葡萄糖粉(含 75 g 葡萄糖)溶解于 250 mL 水中,5 min 内喝完(或进食 100 g 标准面粉制作的馒头),使血糖升高,刺激胰岛 β 细胞释放胰岛素和 C 肽,并从第一口葡萄糖或馒头开始计时,分别测定 0 min、30 min、60 min、90 min、120 min、180 min 时的血浆胰岛素和 C 肽水平。

【结果判断】

糖代谢正常人群:葡萄糖负荷后,峰值出现在餐后 30~60 min,胰岛素峰值可达空腹值的 5~10 倍,C 肽峰值可达空腹值的 5~8 倍,3~4 小时逐渐恢复至空腹水平。

1 型糖尿病:空腹血清胰岛素和 C 肽水平低于正常,口服葡萄糖后血糖显著升高,胰岛素和 C 肽水平无明显上升,常呈无峰低平曲线。

2 型糖尿病:早期正常体型者多数空腹胰岛素水平正常,葡萄糖刺激后胰岛素分泌曲线上升缓慢,早期典型者早期分泌相消退,峰值延迟至 1～2 小时,可高于或低于正常,3～4 小时胰岛素和 C 肽仍不能回落至空腹水平;超重或肥胖者胰岛素分泌曲线与非超重或非肥胖者类似,但空腹及糖负荷后胰岛素分泌水平常显著升高。随着病程延长,胰岛 β 细胞功能逐渐衰退,可类似 T1DM。

成人隐匿性自身免疫糖尿病:胰岛素和 C 肽释放曲线介于 T1DM 和 T2DM 之间,胰岛 β 细胞功能常在起病数年内快速衰退。

血清 C 肽峰值与基础值的倍数和出现的时间段在不同检测方法中具有较好的一致性,对于判断患者胰岛 β 细胞分泌功能没有显著差别。

【注意事项】

(1) 检测前 3～7 天停用可能影响糖代谢的药物,如糖皮质激素、避孕药、噻嗪类利尿剂、磺胺类药物、普萘洛尔等。

(2) 由于高血糖毒性作用,胰岛素和 C 肽分泌受抑制,影响检测结果的真实性,一般要求受试者空腹指尖血糖 <10 mmol/L。

(3) 胰岛素/C 肽释放试验过程中,避免喝浓茶或咖啡,不吸烟,不做剧烈运动,保持心情平静,避免精神刺激。

(4)正在注射胰岛素治疗的患者应检测 C 肽水平,而不能参考胰岛素检测结果。

(5)如果胰岛素水平明显偏高,与 C 肽不匹配,需要检测胰岛素抗体。

2. 胰岛相关自身抗体

【临床意义】

胰岛相关自身抗体,是判断糖尿病诊断分型的重要参考指标,在 T1DM 的预测、适宜药物的选择、疗效观察等方面也有重要价值。

目前常用的胰岛自身抗体主要包括:谷氨酸脱羧酶抗体(GADA)、蛋白酪氨酸磷酸酶自身抗体(IA-2A)、胰岛素自身抗体(IAA)、胰岛细胞抗体(ICA)和锌转运体 8 抗体(ZnT8A)。

【检测方法】

放射结合法(RBA)/放射配体法(RLA)因其较高的灵敏度和特异性,是检测胰岛自身抗体的最有效方法,也是目前检测 GADA 和 IA2A 的国际标准化方法。

【临床应用】

(1)糖尿病分型诊断

对 T1DM 建议检测胰岛素自身抗体进行诊断分型。

对于所有新诊断的表型为 T2DM 的患者,尤其是初诊糖尿病者、急性酮症起病者、对胰岛素的治疗有依赖者、胰岛功能衰竭者等,均需要尽早行胰岛自身抗体检查。首选 GADA,若联合检测 IA-2A、ZnT8A、IAA 可提高 LADA 检出率。

(2) 1 型糖尿病的预测

1 型糖尿病家族史尤其是 1 型糖尿病患者的一级亲属是遗传高危人群。研究揭示,自身抗体阳性的一级亲属,年龄越小,T1DM 的发生风险越大,T1DM 的进展速度越快。因此,对于 1 型糖尿病遗传高危人群尽早进行胰岛自身抗体监测是 1 型糖尿病高效、精确的预测手段。

(3) 联合检测

任何胰岛自身抗体单独检测都不具有最佳的特异性和敏感性。多种抗体联合检测,可在一定程度上减少年龄、检测时间等外来因素干扰,提高 1 型糖尿病诊断及筛查的敏感性、特异性及准确性。早期出现的阳性抗体数越多,个体快速进展为临床糖尿病的危险性越高。

【注意事项】

(1) 对于 ≤5 岁、疑为 T1DM 的年幼患者,首选 GADA 和 IAA 检测,其次是 IA2A 和 ZnT8A。

(2) 对于 >5 岁的疑为 T1DM 患者,首选 GADA 和 IA2A 检测,其次是 IAA 和 ZnT8A。

(3) 如果经济条件允许,对所有疑似 T1DM 患者,尽量进行 GADA、IA2A、IAA 和 ZnT8A 联合检测,以便正确指导分型。

（4）目前检测方法均不能区分 IAA 和患者使用外源胰岛素治疗致使机体产生的胰岛素抗体，因此，IAA 检测应在患者尚未使用胰岛素治疗或使用时间不超过一周时进行。

3. 糖尿病常用基因检测

【临床意义】

少数糖尿病是由某个在胰岛 β 细胞发育、功能发挥或胰岛素信号通路中起关键作用的单个基因变异所引发，通常以常染色体显性或隐性方式遗传，称为单基因糖尿病，包括：①新生儿糖尿病（NDM）；②青少年起病的成人型糖尿病（MODY）；③其他类型包括线粒体糖尿病（MDM）、单基因遗传综合征伴糖尿病、继发于胰腺外分泌单基因疾病的糖尿病、单基因胰岛素抵抗综合征、Wolfram 综合征等。

对于一些存在特殊临床表现、临床高度怀疑单基因糖尿病者，均应及早进行基因检测以明确诊断，避免影响后续治疗、预后和家庭遗传基因筛查。

【检测方法】

目前最常用的检测方法是二代基因测序技术，可以检测 MODY、NDM、部分综合征中的基因突变，包括错义突变、无义突变、剪接位点突变、移码突变、启动子突变等。

随着基因测序技术的快速发展，全外显子测序将成为首选检查方案。全外显子测序能发现糖尿病的未知变异基因,也是验证罕见单基因疾病的新遗传突变的方法。全外显子测序有助于找出对蛋白功能或疾病具有显著影响的变异,为基因功能和疾病风险之间建立直接的因果关系。

【临床应用】

对于临床出现以下情况的糖尿病患者,均应及早进行相关基因检测。

糖尿病患者常见基因突变

临床表现	诊断提示	常见突变基因
① 在家系内糖尿病的传递符合母系遗传; ② 起病早伴病程中胰岛 β 细胞分泌功能明显进行性减退或伴体重质量指数低且胰岛自身抗体检测阴性的糖尿病患者; ③ 伴神经性耳聋的糖尿病患者; ④ 伴中枢神经系统表现、骨骼肌表现、心肌病、视网膜色素变性、眼外肌麻痹或乳酸性酸中毒的糖尿病患者或家族中有上述表现者	线粒体基因突变糖尿病	线粒体 $tRNA^{Leu(UUR)}$ 基因 A3243 突变
① 有明显的家族遗传史,并符合 AD 特征; ② 新生儿糖尿病或新生儿低血糖的个人史或家族史;	青少年起病的成人型糖尿病(MODY)	HNF4A GCK HNF1A HNF1B

（续表）

临床表现	诊断提示	常见突变基因
③ 早发糖尿病（起病年龄<35岁，<25岁时可能性更大）； ④ 具有不同于T1DM的临床特点，即确诊时T1DM相关自身抗体均阴性，治疗所需要的胰岛素剂量较小，诊断为"T1DM"3~5年后仍能够产生胰岛素（血糖>4 mmol/L时，C肽>0.6 ng/mL或200 pmol/L），停用胰岛素不会发生酮症； ⑤ 具有不同于T2DM的临床特征，即45岁之前起病且体重指数（BMI）及腰围正常或偏低，甘油三酯正常或偏低，高密度脂蛋白胆固醇正常或升高； ⑥ 轻度、持续的、无进展的空腹高血糖，常规降糖药物治疗效果不佳； ⑦ 对磺脲类药物过于敏感； ⑧ 影像学提示胰腺发育或形态学异常； ⑨ 具有胰腺以外的综合征样临床表现（如泌尿生殖系统发育异常、合并神经、精神系统异常等）	青少年起病的成人型糖尿病（MODY）	*HNF4A* *GCK* *HNF1A* *HNF1B*

（续表）

临床表现	诊断提示	常见突变基因
6月龄前发病	新生儿糖尿病（NDM）	*KCNJ11* *ABCC8* *6q24* 印记缺陷 *INS*

注：HNF4A：肝细胞核因子 4α；GCK：葡萄糖激酶；HNF1A：肝细胞核因子 1α；HNF1B：肝细胞核因子 1β；KCNJ11：KATP 通道 Kir6.2 亚单位；ABCC8：磺酰脲类药物受体；INS：胰岛素。

4. 饥饿试验

【临床意义】

饥饿试验是查找低血糖病因、诊断内源性高胰岛素血症，以及诊断胰岛素瘤的重要方法。

【操作方法】

（1）晚餐前测血糖、晚餐后开始禁食、试验过程中，可饮白开水。

（2）每 4 小时测血糖，出现低血糖症状时测血糖。

（3）如禁食 24 小时仍无低血糖发作，则在禁食后的 24 小时、36 小时、48 小时各做 2 小时运动，以促进低血糖发生。

（4）上述任何情况下出现低血糖症状时抽血测血糖、胰岛素、C 肽，然后快速进食或者静脉注射葡萄糖以终止试验。

（5）本试验持续时间不宜超过 72 小时,如禁食 72 小时加做运动试验期间内仍无低血糖发作,则抽血测血糖、胰岛素、C 肽水平,并终止试验。

【结果判断】

血糖≤2.5 mmol/L,同步胰岛素≥6 μIU/mL、同步 C 肽≥0.2 nmol/L,且血中不含磺脲类药物即可诊断低血糖伴不恰当胰岛素分泌过多。

测定血胰岛素水平较血糖更为直接,特别是同步测定空腹或症状发作时免疫反应性胰岛素(IRI)和血糖(G),并计算其比值,如 IRI/G>0.3 则诊断价值较大;如在 0.3 左右则须进一步检查以明确诊断。

胰岛素瘤患者中,35% 在 12 小时内、75% 在 24 小时内、92% 在 48 小时内、99% 在 72 小时内必然出现低血糖症状。

【注意事项】

（1）本试验要求绝对禁食,试验中可以饮水,但不宜进牛奶或含营养物质的饮料。

（2）不要求绝对卧床,当自觉出现低血糖反应时需及时测血糖及抽血,后迅速进食。

（陈月　张征　张燕）

第二章

肥 胖

肥胖是指一定程度的明显超重与脂肪层过厚,是体内脂肪积聚过多而导致的一种状态,可以分为原发性肥胖和继发性肥胖。原发性肥胖又称为单纯性肥胖,多和长期进食过多、运动较少有关。继发性肥胖主要是由于内分泌疾病、药物等因素所致的肥胖,其中内分泌疾病是继发性肥胖最常见原因,比如 Prader-Willi 综合征、甲状腺功能减退、库欣综合征等疾病均可以导致肥胖。

一、 体格检查

1. 体质指数(BMI)

【临床意义】

用于评价人体的营养状况、胖瘦程度或身体发育水平。

【检测方法】

BMI = 体质量(kg)/身高(m)^2。

【结果判断】

BMI<18.5 为低体重,18.5≤BMI<24.0 为体重正常,24.0≤BMI<28.0 为超重,BMI≥28.0 为肥胖。

2. 腰围(WC)

【临床意义】

反映脂肪总量和脂肪分布的综合指标。

【检测方法】

测量时站直,腹部自然放松,手臂自然下垂,双脚并拢,用非弹性软尺放在髂嵴上缘与第十二肋下缘的连线中点,将软尺适度拧紧,然后在两侧标出测量点,重复测量两次,记录精度为 0.1 cm 的平均值。

【结果判断】

正常:男性腰围<85 cm、女性腰围<80 cm。

中心性肥胖前期:男性腰围 85~89 cm、女性腰围 80~84 cm。

中心性肥胖:男性腰围≥90 cm、女性腰围≥85 cm。

3. 臀围(HC)

【临床意义】

可以简便直观地反映脂肪的分布情况。

【检测方法】

被测者身体直立,两臂下垂并适度张开,双足并拢,两腿均匀负重。皮尺刻度缘应该水平放置在臀部最大伸展的部位。

【结果判断】

女性臀围一般在 80～110 cm,男性臀围一般在 90～120 cm。

4. 腰臀比(WHR)

【临床意义】

反映患者腹部肥胖程度。

【检测方法】

腰臀比＝腰围/臀围。

【结果判断】

男性腰臀比≥0.90,女性腰臀比≥0.85 为中心性肥胖。

5. 腰高比(WHtR)

【临床意义】

反映内脏脂肪的堆积程度。

【检测方法】

腰高比＝腰围/身高(腰围和身高单位均为 cm)。

【结果判断】

腰高比≥0.5 为中心性肥胖。

6. 标准体质量百分数

【临床意义】

反映肥胖的程度。

【检测方法】

标准体质量百分率＝被检者实际体质量/标准体质量×100%。

【结果判断】

120%≤标准体质量百分数<125%，为轻度肥胖；125%≤标准体质量百分数<150%，为中度肥胖；标准体质量百分数≥150%为重度肥胖。

7. 小腿围(CC)

【临床意义】

测量小腿围可用于肌少症的有效筛查。

【检测方法】

使用非弹性皮尺测量双侧小腿的最大周径。

【结果判断】

建议肌少症筛查小腿围界值为男性<34 cm，女性<33 cm。

8. 肌肉量

【临床意义】

四肢骨骼肌量(ASM)是肌肉量评价的重要指标。

【检测方法】

生物电阻抗分析法、双能 X 线吸收法测量四肢骨骼肌量。

【结果判断】

肌肉量与体型大小有关，体型越大肌肉量通

常越多,故量化肌肉量时需要通过身高的平方或体质指数校正 ASM 的绝对值。

9. 颈围(NC)

【临床意义】

颈围是指颈部皮下脂肪或呼吸道周围脂肪的沉积状况,它是衡量上半身皮下脂肪的指标。

【检测方法】

被检查者清醒垂直端坐位,平视前方,平静呼吸,紧贴其喉结上缘用软尺测量颈部周径。

【结果判断】

男性<38 cm,女性<33.3 cm 为正常颈围组;男性≥38 cm,女性≥33.3 cm 为高颈围组。

10. 体脂率(BF%)

【临床意义】

反映人体内脂肪的多少,是判断体型的标准。

【检测方法】

采用人体成分分析仪测量。

【结果判断】

男性体脂率>25%者、女性体脂率>30%者,判定为肥胖。

11. 内脏脂肪面积(VAF)

【临床意义】

利用影像学诊断手段测量内脏脂肪面积的

含量。

【检测方法】

可使用腹部 CT 和 MRI 检查,并且可同时测量皮下脂肪面积,从而较为准确地反映脂肪分布,是诊断腹型肥胖的金标准。

【结果判断】

VAF≥80 cm^2 诊断为腹型肥胖。

二、 检验

血脂:总胆固醇、甘油三酯、低密度脂蛋白、高密度脂蛋白、游离脂肪酸(见第四章)。血糖:糖化血红蛋白、OGTT、C 肽/胰岛素释放试验(见第一章)。本节介绍肝功能检查。

1. 谷丙转氨酶(ALT)

【临床意义】

谷丙转氨酶是肝功能检查最常用的检测指标之一,可明确肝功能是否存在损害。正常人体血液中谷丙转氨酶的浓度很低,只有当肝脏细胞受到损害或肝细胞膜通透性增加时,肝细胞内酶释放入血导致血清中谷丙转氨酶浓度升高。

【检测方法】

抽取晨起空腹状态下的静脉血液样本,采集量为 5 mL。空腹抽血检测且采血前几日避免饮食过于油腻和长时间熬夜等。

【结果判断】

正常值:0～40 μmol/L,参考值可因方法、仪器、试剂不同而有不同。

2. 谷草转氨酶(AST)

【临床意义】

谷草转氨酶是肝功能检查最常用的检测指标之一,也是多种肝脏疾病的重要辅助诊断及鉴别指标。谷草转氨酶主要分布于心脏、肝脏、骨骼肌的细胞质和线粒体之中,该转移酶出现异常并非肝脏疾病所独有,也可见于骨骼肌病、心肌损伤等疾病。

【检测方法】

抽取晨起空腹状态下的静脉血液样本,采集量为 5 mL。采血前几日避免饮食过于油腻和长时间熬夜等。

【结果判断】

正常值:0～50 μmol/L,参考值可因方法、仪器、试剂不同而有不同。

3. γ-谷氨酰转移酶(GGT)

【临床意义】

正常人血清中 GGT 主要来自肝脏,酒精性肝病、药物性肝病、胆管炎并肝内外胆汁淤积时可显著升高。血中 GGT 升高通常被认为是肝功能损伤的可靠指标,其增高通常反映肝脏脂肪的沉积和内脏性肥胖;且 GGT 的升高可能对 NAFLD 的发生有一定作用。

【检测方法】

抽取晨起空腹状态下的静脉血液样本,采集量为 5 mL。采血前几日避免饮食过于油腻和长时间熬夜等。

【结果判断】

正常值:≤55 U/L,参考值可因方法、仪器、试剂不同而有不同。

三、 其他

1. 生物电阻抗法(BIA)

【检测方法】

采用 TANITA BC601 型人体成分测量仪。

【结果判断】

扫描完毕后,系统自动给出观察数据。

2. 区分单纯性肥胖与继发性肥胖的功能试验

常规完善下丘脑、垂体、靶腺相关功能检查,若基础值异常,进一步检查。

3. 下丘脑-垂体-甲状腺轴检查

TSH 兴奋试验及 TRH 兴奋试验见相关章节。

4. 下丘脑-垂体-肾上腺轴检查

24 小时尿游离皮质醇、皮质醇昼夜节律测定、地塞米松抑制试验见相关章节。

5. 下丘脑-垂体-性腺轴检查

GnRH 兴奋试验（见相关章节）。

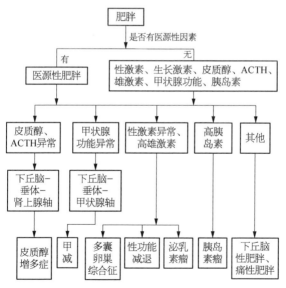

继发性肥胖的鉴别诊断流程图

6. 基因检查

对于某些病因不明的肥胖，可行基因检查，比如 *LEP*、*LEPR*、*SH2B1*、*POMC*、*PCSK1*、*MC4R*、*NTRK2*、*BDNF* 等。

（杨架林　李晓华）

第三章

非酒精性脂肪性肝病

非酒精性脂肪性肝病简称 NAFLD,又称代谢相关脂肪性肝病(MAFLD),是遗传易感个体由于营养过剩和胰岛素抵抗引起的慢性进展性肝病。疾病谱包括非酒精性脂肪肝(NAFL)、非酒精性脂肪性肝炎(NASH)及其相关纤维化和肝硬化。

NASH 又称代谢相关脂肪性肝炎,MAFLD 患者肝活检组织学提示≥5％肝脂肪变性与小叶炎症和气球样变性并存。

一、 检验

总胆固醇、甘油三酯、低密度脂蛋白、高密度脂蛋白、游离脂肪酸(见第四章)、谷丙转氨酶、谷草转氨酶、γ‐GT。

糖化血红蛋白、OGTT、C 肽/胰岛素释放试验(见第一章)。

二、 检查

1. 腹部超声

【临床意义】

通过超声了解肝脏大小、形态和回声等情况。

【结果判断】

典型表现为肝脏体积正常或增大,形态饱满,肝脏实质回声细密,肝内胆管显示不清,部分实质内可见片状低回声区。

2. 质子密度脂肪分数(PDFF)

【临床意义】

通过使用磁共振成像(MRI)技术,根据脂肪与水的不同信号特性,定量衡量脂肪的含量。

【结果判断】

正常:<5%,轻度:5%~10%,中度:10%~25%,重度:>25%。

三、 脂肪性肝炎及肝纤维化评价指标

1. 纤维化-4指数(FIB-4)

【临床意义】

FIB-4是评估慢性肝病患者肝纤维化的一种

有效的、无创性方法。

【检测方法】

FIB-4＝(年龄×AST)/[PLT(×109/L)×ALT1/2]。

【结果判断】

FIB-4<1.3,排除进展期肝纤维化;FIB-4在1.3~2.67,提示显著纤维化;FIB-4>2.67,提示进展期纤维化;FIB-4≥3.48,提示肝纤维化。

2. 肝脏受控衰减参数(CAP)

【检测方法】

采用 FibroTouch 瞬时弹性成像检测仪测定 CAP。

【结果判断】

值越大,表示脂肪变数值越大。

3. 肝脏弹性值(LSM)

【检测方法】

基于瞬时弹性成像技术的 FibroTouch 和FibroScan 检测技术。

【结果判断】

LSM<8 kPa,基本排除进展期肝纤维化;LSM8~12 kPa,提示显著纤维化;LSM>12 kPa,提示进展期纤维化;LSM≥20 kPa,提示肝纤维化。

(杨架林　李晓华)

第四章

脂代谢及氨基酸代谢

血脂是血清中胆固醇、甘油三酯(TG)和类脂(如磷脂)等的总称。血脂异常通常指血清中胆固醇、TG、低密度脂蛋白胆固醇(LDL-C)水平升高,高密度脂蛋白胆固醇(HDL-C)水平降低。血脂异常可导致冠心病等动脉硬化性心血管疾病(ASCVD),同时增加肿瘤的风险。血脂异常的防治对降低心血管病患病率、提高生活质量具有重要意义。

【检测方法】

空腹静脉采血,过夜禁食(允许饮水)8～12 小时后,坐位休息至少 5 分钟。

1. 总胆固醇(TC)

【临床意义】

TC 是血液中各种脂蛋白所含胆固醇的总和,胆固醇是细胞膜的主要成分,也是合成肾上腺皮质激素、性激素、胆汁酸及维生素 D 等生理活性物质的重要原料。

【结果判断】

儿童参考范围:3.12～5.20 mmol/L。

成人参考范围:合适水平为 TC<5.2 mmol/L。

边缘升高:5.2 mmol/L≤TC<6.2 mmol/L。

升高:TC≥6.2 mmol/L。

TC增高常见于高脂血症、动脉粥样硬化、糖尿病、肾病综合征、慢性肾衰竭、甲状腺功能减退、胆总管阻塞、高血压,以及摄入维生素 A、维生素 D、口服避孕药等药物。

TC偏低(<3.1 mmol/L)常见于低脂蛋白血症、贫血、败血症、甲状腺功能亢进、肝病、严重感染、营养不良、肺结核和晚期癌症,以及摄入对氨基水杨酸、卡那霉素、肝素、维生素 C 等药物。

【注意事项】

受年龄、性别、遗传和进食的影响。新生儿总胆固醇水平非常低,在哺乳后迅速上升,接近成人水平,然后会随着年龄增长而升高,到 70 岁之后就不再上升甚至下降;一般中青年女性总胆固醇水平大于男性,女性绝经后总胆固醇含量比同年龄男性高。

2. 低密度脂蛋白胆固醇(LDL-C)

【临床意义】

作为血脂干预的首要靶点,LDL-C 是由极低密度脂蛋白(VLDL)转化而来,LDL 颗粒中约含 50%的胆固醇,是血液中胆固醇含量最多的脂蛋白。由于 LDL 颗粒小,即使 LDL-C 的浓度很高,血清也不会混浊。LDL 中的载脂蛋白(Apo)95%

以上为载脂蛋白 B(ApoB),LDL 将胆固醇运送到外周组织,大多数 LDL 是通过肝细胞和肝外组织的 LDL 受体(LDLR)进行分解代谢。LDL 在动脉粥样硬化的发生和发展中起着关键作用。此外,由于不同的理化、代谢和功能的差异导致 LDL 颗粒间存在一定的异质性。根据颗粒大小和密度高低不同,可将 LDL 分为不同的亚组分,包括大而轻、中间型及小而密低密度脂蛋白(sd LDL),后者可能具有更强的致动脉粥样硬化的作用。

【结果判断】

LDL-C 的参考值范围因个体风险不同而有所差异。

LDL-C 偏低(<1.4 mmol/L):见于摄入脂肪过低、运动量过大、肝脏疾病合成障碍、应用调脂药物。

(1) ASCVD 预防控制目标

低危人群:LDL-C<3.4 mmol/L。

中危人群:LDL-C<2.6 mmol/L。

极高危:LDL-C<1.8 mmol/L 且较基线降低幅度>50%。

超高危:LDL-C<1.4 mmol/L 且较基线降低幅度>50%。

(2) 合并有糖尿病的控制目标

ASCVD 低、中危:LDL-C<2.6 mmol/L。

ASCVD 高危:LDL-C<1.8 mmol/L。

合并有 ASCVD 的患者:LDL-C<1.4 mmol/L。

LDL‐C 偏高见于饱和脂肪酸和反式脂肪酸摄入过多,运动过少,肥胖,遗传因素等。

3. 高密度脂蛋白胆固醇(HDL‐C)

【临床意义】

HDL‐C 主要由肝脏和小肠合成,为颗粒最小的脂蛋白,其中脂质和蛋白质部分几乎各占一半。HDL 中的载脂蛋白 Apo 以载脂蛋白 ApoA1(ApoA1)为主。HDL 也是一类异质性脂蛋白,可分为不同亚组分。这些 HDL 亚组分在形状、密度、颗粒大小、电荷和抗动脉粥样硬化特性等方面均不相同。是一个极其复杂的微粒家族,约占血浆的 20%。HDL‐C 的主要功能是清除血液和细胞中过多的胆固醇和低密度脂蛋白;将沉积在血管壁的胆固醇、血小板颗粒剥离下来带回肝脏,转化为胆酸,最后变成胆汁,经胆道至肠道排出体外。所以高密度脂蛋白是一种抗动脉粥样硬化的血浆脂蛋白,是冠心病的保护因子。

【结果判断】

参考值:0.7～2.0 mmol/L。

HDL‐C 增高是临床冠心病保护因子之一,并能防治和延缓动脉粥样硬化的发展。HDL‐C 降低预示着冠心病的出现。

ASCVD 一级预防控制目标:HDL‐C>1 mmol/L。

4. 非高密度脂蛋白胆固醇(非 HDL - C)

【临床意义】

非 HDL - C 是指血液中除高密度脂蛋白胆固醇以外的各种脂蛋白胆固醇的总和,主要包括 LDL - C 和 VLDL - C,其中 LDL 占 70% 以上,计算非 HDL 水平公式:非 HDL＝TC - HDL。非 HDL 是心血管危险度的一个有力预测因素,LDL - C 达标后,非 HDL 为次要干预靶点。

【结果判断】

参考值:$1.97 \sim 4.63$ mmol/L。

非 HDL - C 增高可以加快动脉粥样硬化的进展。

ASCVD 预防目标:非 HDL＜相应的 LDL 目标值＋0.8 mmol/L。

5. 甘油三酯(TG)

【临床意义】

TG 又称为中性脂肪,是甘油分子与脂肪酸反应所形成的脂类,是人体内含量最多的脂类,在人体中有提供和储存能源、固定和保护内脏的作用。TG 是 LDL - C 达标后 ASCVD 高危患者的管理指标。

【结果判断】

参考值:TG＜1.70 mmol/L。

TG 增高提示易患冠心病、动脉粥样硬化等疾病。

TG 降低提示可能有慢性阻塞性肺病、甲状腺功能亢进、营养不良、吸收不良综合征等疾病。

（1）ASCVD 一级预防控制目标

合适水平：TG<1.7 mmol/L。

边缘升高：1.7 mmol/L≤TG<2.3 mmol/L。

升高：TG≥2.3 mmol/L。

（2）管理目标

TG>2.3 mmol/L,需要药物干预以降低 ASCVD 风险。

TG>5.6 mmol/L,需要药物干预减少胰腺炎风险。

【注意事项】

受遗传、饮食、运动、使用药物以及采集血液标本的身体姿势等多种因素有关。在食用脂肪含量较高的食物之后会导致甘油三酯水平升高,进食后 2~4 小时可达到高峰,在 8 小时之后会恢复到空腹水平。成年后随着年龄的增长甘油三酯水平也会上升。采集血液标本时,平躺比坐着和站立姿势的人群甘油三酯水平低。

6. 小而密低密度脂蛋白胆固醇(sdLDL/sLDL)

【临床意义】

LDL 亚型中的 sdLDL 与动脉粥样硬化(AS)关系更为密切。预测动脉粥样硬化的能力比

LDL 强。

【检测方法】

严格空腹约 12 小时后采血,静脉采血 1.5～2 mL 送检(如未能及时送检 2～8 ℃保存)。用超速离心法可进一步将 LDL 分为数目不等的亚组分(2～11 种),如小而密低密度脂蛋白(sdLDL)或称为 B 型 LDL,大而轻低密度脂蛋白或称为 A 型 LDL。匀相法检测技术可实现对血样的直接测定,满足高通量和快速检测 sdLDL - C 的需要。

【结果判断】

参考值:0.2～1.4 mmol/L。

sdLDL 增高提示 ASCVD 风险增高,sdLDL - C 测定有助于 ASCVD 风险评估及相关疾病严重程度的判断。2017 年,AACE 和 ACE 的血脂异常管理与 CVD 预防指南建议,将 sdLDL - C 作为 ASCVD 的其他危险因素纳入评估体系,2018 年,日本动脉粥样硬化协会(JAS)的 ASCVD 预防指南将 sdLDL - C 作为 ASCVD 危险因素纳入了常规血脂筛查,sdLDL 被认为是 LDL 促进 AS 发生、发展的主要亚型。

【注意事项】

如果是非空腹采血患者或急诊患者,应进行相应的去血脂处理。严重脂血的常规样品无法检测,有条件的实验室可进行超速离心分离后再检测;也可以进行稀释后再测,但同时要避免稀释后浓度过低、超出检测下限的问题。在不具备清除脂血条件的基层实验室,脂血样品测试完成后,应在报告单中标注样品类型为脂血样品,并告知临床科室。

此外,采用新型垂直自动密度梯度超速离心、磁共振波谱等新技术,可检测各种脂蛋白亚组分胆固醇含量与颗粒浓度,可能是评估 ASCVD 的脂质相关剩余风险的辅助手段。

7. 脂蛋白(a)[Lp(a)]

【临床意义】

Lp(a)由 LDL 样颗粒和 Apo(a)组成,两者以二硫键共价结合。Lp(a)与 LDL 不同,不能由 VLDL 转化而来,也不能转化为其他脂蛋白,是一类独立的由肝脏合成的脂蛋白。LP(a)可以携带大量的胆固醇,有促进 AS 的作用。同时,LP(a)与纤溶酶原有同源性,可以与纤溶酶原竞争结合纤维蛋白位点,从而抑制纤维蛋白降解,促进血栓形成。因此,LP(a)是动脉粥样硬化和血栓形成的重要独立危险因子。检测 LP(a)对早期识别动脉粥样硬化的危险性,尤其在 LDL‑C 浓度升高的情况下具有重要价值。目前多数研究支持 Lp(a)是 ASCVD 和钙化性主动脉瓣狭窄的独立危险因素。

【检测方法】

Lp(a)水平不受进食的影响,静脉采血 $1.5\sim$ $2\,mL$ 送检(如未能及时送检 $2\sim8\,℃$ 保存)。目前多应用免疫比浊法进行血清 Lp(a)测定。

【结果判断】

参考值：Lp(a)≤300 mg/L。

Lp(a)增高提示 ASCVD 风险增加。Lp(a)升高是冠心病、缺血性脑卒中、外周血管疾病、冠状动脉钙化及钙化性主动脉瓣狭窄等的独立危险因素。此外，Lp(a)增高还可见于多种炎症反应、糖尿病、肾病综合征等肾脏疾病、手术或创伤后、妊娠和应用生长激素等。

【注意事项】

血清 Lp(a)的浓度主要与遗传有关，正常人群中 Lp(a)水平呈明显偏态分布，且有地域和种族差异。血清 LP(a)水平的个体差异性较大，LP(a)水平高低主要由遗传因素决定，基本不受性别、饮食和环境的影响。因 Apo(a)具有明显多态性，不同 Apo(a)异构体分子量不同，导致不同检测方法得到的 Lp(a)结果并不完全一致，检测结果单位有 nmol/L 与 mg/L 两种，但二者不可以直接换算或转换。

8. 载脂蛋白 A1(Apo A1)

【临床意义】

脂蛋白中的蛋白部分称为载脂蛋白(Apo)，Apo 一般分为 ApoA、ApoB、ApoC、ApoE 和 Apo(a)，每类中又分有若干亚型。载脂蛋白检测的适应证：①早期识别冠心病的危险性，特别是对具有早期动脉粥样硬化改变家族史的人群,发病危险性的评价更有意义。②使用降脂药物治疗过程的监测。

载脂蛋白 A(ApoA)是 HDL 的主要结构蛋白,虽然 ApoA 有几种亚型,但 ApoA1 在组织中的浓度最高,且意义最明确。因此,ApoA1 为临床常用的检测指标。ApoA1 可催化磷脂酰胆碱～胆固醇酰基转移酶(LCAT),将组织内多余的 CE 转运至肝脏处理。因此,ApoA 具有清除组织脂质和抗动脉粥样硬化的作用。ApoA1 是 HDL 颗粒的主要蛋白质成分(占 65%～75%),其他脂蛋白中 ApoA1 极少,所以血清 ApoA1 可以反映 HDL 颗粒水平,与 HDL - C 呈明显正相关,其临床意义也大体相似。

【检测方法】

ApoA1 水平不受进食的影响,静脉采血 1.5～2 mL 送检(如未能及时送检 2～8 ℃保存)。目前多应用免疫比浊法进行血清 ApoA1 测定。

【结果判断】

男性参考值:1.42±0.17 g/L。

女性参考值:1.42±0.17 g/L。

ApoA1 增高提示 ASCVD 风险降低。ApoA1 可以直接反映 HDL 水平,其与 HDL 一样可以预测和评价冠心病的危险性,其水平与 ASCVD 发病率呈负相关。ApoA1 是诊断冠心病的一种较灵敏的指标,较 HDL 更精确,更能反映脂蛋白状态。

ApoA1 减低提示 ASCVD 风险增高,见于:
①家族性 ApoA1 缺乏症、家族性 α 脂蛋白缺乏症
(Tangier 病)、家族性 LCAT 缺乏症和家族性低
HDL 血症等;②急性心肌梗死、糖尿病、慢性肝病、
肾病综合征和脑血管病等。

【注意事项】

少数情况如家族性高 TG 血症患者 HDL-C
往往偏低,但 ApoA1 不一定低,同时测定 ApoA1
与 HDL-C 有助于临床诊断。

9. 载脂蛋白 B(Apo B)

【临床意义】

载脂蛋白 B(ApoB)是 LDL 中含量最多的蛋白
质,90％以上 ApoB 存在于 LDL 中。ApoB 具有调
节肝脏内外细胞表面 LDL 受体与血浆 LDL 之间
平衡的作用,对肝脏合成 VLDL 有调节作用。
ApoB 的主要作用成分是 ApoB-100,还有其降解
产物 ApoB-48、ApoB-75、ApoB-41 和 ApoB-36
等。正常人空腹所检测 ApoB 为 ApoB-100。血
清 ApoB 主要反映 LDL 颗粒水平,与血清 LDL-C
水平呈明显正相关,两者的临床意义相似。

【检测方法】

ApoB 水平不受进食的影响,静脉采血 1.5～
2 mL 送检(如未能及时送检 2～8 ℃保存)。目前
多应用免疫比浊法进行血清 ApoB 测定。

【结果判断】

男性参考值:1.01±0.21 g/L。

女性参考值:1.07±0.23 g/L。

ApoB 可直接反映 LDL 水平,因此,其增高与 AS、冠心病的发生率呈正相关,可用于评价冠心病的危险性和降脂治疗效果,且其在预测冠心病的危险性方面优于 LDL 和 CHO。

高 β-载脂蛋白血症、糖尿病、甲状腺功能减退症、肾病综合征和肾衰竭等,ApoB 也增高。

降低 ApoB 见于低 β-脂蛋白血症、无 β-脂蛋白血症、ApoB 缺乏症、恶性肿瘤、甲状腺功能亢进症、营养不良等。

【注意事项】

正常情况下,每一个 LDL、IDL、VLDL 和 Lp(a)颗粒中均含有 1 分子 ApoB。ApoB 有 ApoB 48 和 ApoB 100 两种亚类,前者主要存在于 CM 中,后者主要存在于 LDL 中。除特殊说明外,临床常规测定的 ApoB 通常指的是 ApoB - 100。

在少数情况下,可出现高 ApoB 血症而 LDL - C 浓度正常的情况,提示血液中存在较多的 sdLDL。当高 TG 血症时(VLDL 高),sdLDL(B 型 LDL)增高。与大而轻 LDL(A 型 LDL)相比,sdLDL 颗粒中 ApoB 含量较多而胆固醇较少,故可出现 LDL - C 虽然不高,但血清 ApoB 增高的所谓"高 ApoB 血症",反映 B 型 LDL 增多。所以,ApoB 与 LDL - C 同时测定有利于临床判断。

10. 游离脂肪酸(FFA)

【临床意义】

游离脂肪酸(FFA)又称非酯化脂肪酸,是由中性脂肪分解产生,在肝糖耗尽时为机体活动提供能量。脂肪酸在血液中主要与血清蛋白结合,处于非游离状态,当血中脂肪酸水平超过血清蛋白结合能力时,FFA 水平会升高。FFA 是脂肪代谢的中间产物,可促进炎症反应、加速 AS 进程。因此,血清 FFA 可以作为检测脂代谢、糖代谢以及内分泌功能的灵敏指标,对心血管疾病以及糖尿病等疾病的协助诊断以及干预治疗具有指导意义。

【检测方法】

静脉采血 1.5～2 mL 送检(如未能及时送检,于 2～8 ℃保存),自动生化分析仪酶法测定,液相色谱质谱(LC－MS)技术可更高效、精准的检测 FFA 含量。

【结果判断】

参考值:0.3～0.9 mmol/L。

(1) 增高

非疾病因素:运动、饥饿、情绪激动以及妊娠期激素水平升高可能会加速脂肪分解,导致 FFA 水平升高。注射肾上腺素激素以及服用咖啡因、肝素、乙醇、避孕药等也可能会使 FFA 水平升高。

疾病因素:糖尿病、糖原累积病、甲状腺功能亢进症、肢端肥大症、巨人症、库欣综合征、心肌梗死、妊娠后期、肥胖、脂肪肝、重症肝损害、阻塞性黄疸、肝炎、肝硬化、血色病、代谢综合征等多种疾病可以导致 FFA 水平偏高。

高浓度 FFA 则会损伤胰岛 β 细胞功能,引起糖、脂代谢紊乱并形成恶性循环,导致肥胖患者以及糖尿病患者体内的 FFA 水平进一步升高,导致血管内皮损伤,诱导炎症反应,造成脂质沉积形成动脉粥样硬化。

(2)降低

药物因素:FFA 水平偏低可能是应用阿昔莫司、肉毒碱脂酰转移酶-1、阿司匹林、安妥明、普萘洛尔(心得安)以及过量使用降糖药的药物反应。

疾病因素:甲状腺功能减退使肝脏中脂肪酸的氧化利用降低,促进肝脏细胞对 FFA 的摄取,造成血 FFA 水平偏低。除此之外,垂体功能减退、阿迪森病、胰岛细胞瘤等也会引起 FFA 水平偏低。

【注意事项】

空腹血浆 FFA 几乎全部来自脂肪细胞内 TG 水解,但餐后血浆 FFA 40%～50%来自食物脂肪 CM 中的 TG 被 LPL 水解,脂肪的利用被胰岛素抑制,在富含碳水化合物餐后 FFA 浓度下降。FFA 的检测结果受到多种因素的影响,如高脂高糖饮食、熬夜、不运动等。偏高也可能是由于检测误差或生理状态改变引起的,如运动、饥饿或体内激素水平改变引起的一时性波动。单一的检测结果一般没有临床诊断价值,FFA 的检测与一般血脂检测协同,共同反映血脂代谢情况。

11. 同型半胱氨酸(HCY)

【临床意义】

HCY 是一种与血管损伤反应相关的含硫氨基酸,代谢失衡可导致其在体内蓄积,从而损伤细胞、组织、器官。HCY 蓄积会大幅度增加冠心病、外周血管疾病及脑血管疾病的发病风险。

【结果判断】

正常值:5～10 μmol/L。

HCY 增高有非疾病因素和疾病因素。非疾病因素包括摄入过量的蛋白质或体内叶酸、维生素 B6、维生素 B12 缺乏,不良的生活习惯如酗酒、吸烟、长期素食、摄入大量咖啡、年龄增大或服用某些药物(卡马西平、异烟肼)等。疾病因素多见于高血压、动脉粥样硬化、冠心病、脑梗塞、糖尿病、甲减、肾衰、阿尔茨海默病、精神分裂症等。>100 μmol/L,多为遗传因素所引起。

HCY 降低无临床意义。

(张丽娟　索丽霞)

第五章

痛风与尿酸代谢

高尿酸血症(HUA)是嘌呤代谢紊乱引起的代谢异常综合征。无论男性还是女性,非同日2次空腹血尿酸水平超过 420 μmol/L 称为高尿酸血症。

血尿酸超过其在血液或组织液中的饱和浓度可在关节局部形成尿酸钠晶体并沉积,诱发局部炎症反应和组织破坏,即痛风。痛风一般特指急性痛风性关节炎和慢性痛风石疾病。

高尿酸血症和痛风是多系统受累的全身性疾病,也是慢性肾病、代谢综合征、高血压、心脑血管疾病及糖尿病等疾病的独立危险因素,是过早死亡的独立预测因子。

1. 血尿酸(UA)

【临床意义】

血尿酸水平受年龄、性别、种族、遗传、饮食习惯、药物、环境等多种因素影响,正常情况下,体内尿酸产生和排泄保持平衡,凡导致尿酸生成过多和/或排泄减少的因素均可导致 HUA。

HUA 定义为正常嘌呤饮食下,非同日两次空腹血尿酸水平＞420 μmol/L(不分性别)，超过此值可引起尿酸盐结晶析出，在关节腔和其他组织中沉积。流行病学研究显示，我国不同地区 HUA 患病率存在较大的差别，HUA 及痛风的患病率随年龄增长而增高，男性高于女性，城市高于农村，沿海高于内陆。

【操作方法】

主要是通过抽取静脉血，采用尿酸氧化酶法对血清或血浆中尿酸水平进行检测，空腹时间一般为 8～12 个小时。

【结果判断】

日常饮食下非同日两次空腹血尿酸水平＞420 μmol/L，即可诊断为高尿酸血症。

如出现特征性关节炎表现。尿路结石或肾绞痛发作，伴有高尿酸血症应考虑痛风。

血液系统肿瘤、慢性肾功能不全、先天性代谢异常、中毒、药物等因素可引起血尿酸水平升高，需进行鉴别诊断。

年龄＜25 岁、具有痛风家族史的 HUA 患者需排查遗传性嘌呤代谢异常疾病。

【注意事项】

(1) 检查前的饮食要以清淡为主，不要喝酒，不吃油腻的食物，严格禁食含嘌呤丰富食物 3 天，排除外源性尿酸干扰再采血。

(2) 一些影响尿酸排泄的药物在抽血前几日应停用，如阿司匹林、降血压药、利尿剂至少应停药5日以上。

（3）抽血前应避免剧烈运动,如奔跑、快速登楼、负重等,剧烈运动可使血尿酸升高。

（4）检查前一天要保证充足的睡眠,不要熬夜,不要过于劳累。

2. 24小时尿尿酸(UUA)、24小时尿肌酐(UCr)

【临床意义】

尿酸是核蛋白和核酸中嘌呤的代谢,既可来自体内,亦可来自食物中嘌呤的分解代谢。血尿酸的浓度受肾小球滤过功能和肾小管重吸收功能的影响。血尿酸、血肌酐水平结合24小时尿液分析,如:尿酸、尿肌酐等测定结果,可以鉴别尿酸排泄类型,指导临床分型和治疗药物的合理选择。

【操作方法】

低嘌呤饮食5天后留取24小时尿液。第一天早7点将膀胱排空,尿液弃去,此后将连续24小时的尿液收集到盛尿容器内,在结束收集尿液的第二天7点将再次排空膀胱的尿液收集于容器内,充分混匀全部尿液,准确测量并记录总尿量(精确到毫升),取出5～10 mL送化验室检验,余尿弃去。

【结果判断】

正常限制嘌呤饮食5天后测定尿酸排泄分数。

肾脏排泄不良型:24 小时尿尿酸排泄≤600 mg,FE_{UA}<5.5%。

肾脏负荷过多型:24 小时尿尿酸排泄>600 mg,FE_{UA}≥5.5%。

混合型:24 小时尿尿酸排泄>600 mg,FE_{UA}<5.5%。

其他型:不符合以上各种类型的患者归为此类。

注:尿酸排泄分数(FE_{UA})=(尿尿酸浓度×血肌酐浓度/尿肌酐浓度×血尿酸浓度)×100%。

【注意事项】

(1)留尿完成后,应及时送医院检查,不要搁置家中,尽快送检,以免尿液久置后变质,影响检查结果。

(2)收集尿液的容器应完好无损,盖子应密封不漏,以免在送标本过程中尿液外溢,影响计量。

(3)留尿前 5 天开始,即应停用影响尿酸排泄的药物,避免高嘌呤饮食。

3. 人类白细胞抗原(HLA)-B×5801 基因测定

【临床意义】

HLA 是人类主要组织相容性复合体(MHC)的表达产物,主要负责细胞之间的相互识别和诱导免疫反应,调节免疫应答的功能。HLA-B 基因有上千种等位基因,HLA-B×5801 等位基因是其中的一种。研究发现,人类 HLA - B×5801 等位基因与别嘌呤醇引起的严重皮肤不良反应(SCARs)包括过敏综合征(HSS),Stevens - Johnson 综合征(SJS)和中毒性表皮坏死松解症(TEN)有很强的关联性。而亚洲人群,尤其是中国汉族人群携带该基因型的频率为 10%～20%。因此,建议在使用别嘌呤醇前,对严重过敏反应的高危人群(中国裔汉族、韩国裔、泰国裔、非裔美国人)进行 HLA - B×5801 等位基因检测,有助于预防别嘌醇所致 SCARs 的发生,以提高用药的安全性。HLA - B×5801 基因阳性、应用噻嗪类利尿剂和肾功能不全是别嘌醇发生不良反应的危险因素。

【操作方法】

取 $200\,\mu L$ 的 EDTA - K2 抗凝外周血,使用全自动核酸提取仪及配套天隆全血提取试剂盒,按照说明书操作提取基因组 DNA,使用核酸分析仪测定提取 DNA 的浓度和纯度,取浓度水平在 10～100 $ng/\mu L$,OD260/OD280 在 1.7～2.0 的样本用于后续实验,置-20 ℃保存。按照 HLA - B×5801 基因检测试剂盒操作步骤,采用实时荧光 PCR 对 HLA - B×5801 等位基因进行扩增检测。

【结果判断】

阳性:使用别嘌醇治疗时,出现皮肤不良反应的风险显著增加,建议禁用别嘌醇,换用其他药物,避免对患者造成严重损害。

阴性:使用别嘌醇治疗时,出现皮肤不良反应的风险较低,建议按照医嘱使用别嘌醇,关注用药反应。

【注意事项】

(1) 样本为 EDTA 抗凝全血,无需空腹抽血,血液采集后尽快检测。

(2) 样本应避免溶血,溶血可能会影响实验结果。

(3) 样本如含有高浓度的胆红素、脂质以及阿司匹林也会影响试验结果。

(4) HLA - B × 5705、HLA - B × 5804、HLA-B × 5805 等共 16 个 HLA - B 亚型对 HLA-B × 5801 的检测可能造成假阳性结果。

4. 受累关节 X 线片

【临床意义】

HUA 患者出现尿酸盐结晶沉积,导致关节炎(痛风性关节炎)、尿酸性肾病和肾结石称为痛风,也有学者仅将痛风性关节炎称为痛风。HUA 患者突发足第一跖趾、踝、膝等单关节红、肿、热、痛,即应考虑痛风可能,长期反复发作的患者可逐渐累及上肢关节,伴有痛风石形成。

根据病程,痛风可分为 4 期:①无症状 HUA 期;②痛风性关节炎急性发作期;③痛风性关节炎发作间歇期;④慢性痛风性关节炎期。痛风属嘌呤代谢出现障碍而造成尿酸在体液与血清中的含量增加,而尿酸盐结晶则多于尿路、骨骼、关节、皮下组织等处沉积继而导致全身性疾病。痛风常会引起骨关节损伤,导致肢体残缺,严重时还会造成患者残废。若给予及时、准确的诊治,则病情可实现逆转而康复。患者的临床症状、病理改变均与 X 线表现趋于一致,因而在痛风患者的早期诊断中,X 线检测是一种有效措施,极为重要。

【操作方法】

利用 DR 机进行拍摄,拍摄病变关节正斜位片,包括关节周围软组织。

【结果判断】

早期急性关节炎 X 线可见软组织肿胀,反复发作后可出现关节软骨缘破坏、关节面不规则、关节间隙狭窄;痛风石沉积者可见骨质呈凿孔样缺损,边缘锐利,缺损呈半圆形或连续弧形,骨质边缘可有骨质增生反应。

不同时期患者 X 线表现有所不同。

早期:病理改变为关节软组织对尿酸盐沉积的炎性反应,主要表现为关节软组织肿胀。

中期:主要表现为病变关节骨皮质虫蚀样、穿凿样破坏,骨质疏松,关节间隙变窄,关节面可见不规则或圆形偏心性囊状破坏。

晚期:主要表现为关节面大范围穿凿样骨质破坏,关节间隙明显变窄甚至消失,关节边缘呈蜂窝状、锯齿状改变,关节可出现脱位或半脱位。

【注意事项】

(1) 儿童进行 X 线检查时,应对会阴部进行遮盖,以免对性腺造成危害。

（2）怀孕妇女或准备怀孕的女性应避免 X 线检查,以免影响胎儿的发育。

（3）检查时将耳环、项链等金属物品取下。

（4）任何部位包括四肢长骨、关节和脊柱都要用正侧两摄影位置,某些部位还要用斜位。应当显示骨骼周围的软组织。

5. 变性关节双能(源)CT

【临床意义】

痛风是由于嘌呤代谢紊乱和(或)尿酸排泄障碍所致的一组临床症候群,临床以高尿酸血症为主要特征,表现为反复发作的关节炎,痛风石形成和关节畸形。以往临床诊断痛风主要依赖于血尿酸生化检查,超声检查虽准确性较 X 线的敏感度和特异度高,但主观依赖性强,专业性和经验要求较高。CT 被认为是较为可靠的检查手段,特别是双能(源)CT(DECT)检测尿酸盐结晶,可作为确诊痛风的重要依据之一,具有费用低、检查时间短、操作简单等优点,可通过非侵入方式直观地显示沉积的尿酸盐晶体,对于患者的早期诊断有积极意义。

【操作方法】

双能(源)CT,仰卧位扫描患者双足、双踝以及双膝关节,将所得双能图像数据传至工作站处理分析,利用各种化学物质在不同能量扫描下的能量吸收系数的不同进行物质分离,通过后处理将感兴趣的物质标记出来,患病关节或关节周围出现绿色伪彩表明为尿酸盐结晶阳性,若未出现该颜色则为尿酸盐结晶阴性。主要以采用表面重建VR,多平面重建MPR对尿酸盐结晶进行显示,并可准确对尿酸盐结晶进行定量。

【结果判断】

对临床拟诊痛风患者做双能(源)CT平扫,作出定性(是否存在尿酸结晶)分析,特别是血液检查正常而临床疑诊痛风时,其诊断和鉴别诊断作用尤为显著。

CT薄扫和MPR、任意方向的三维重建,直观、准确显示痛风石的数目及分布范围,即作出定量分析。

可观察到痛风石对骨质的侵犯情况,有助于临床判断病情的严重程度,推测预后。

【注意事项】

(1) 注意在检查时,应去除可能造成伪影的物品,比如金属、腰带、钱包、拉链或者饰品。

(2) 尽量在空腹状态或者餐后2~4小时进行检测,在检测前应当确认近期内有没有进行钡餐、增强CT或者注射核素的检查,另外还需要排除妊娠。

6. 高尿酸血症/痛风关节超声检查

【临床意义】

高尿酸血症和痛风是由长期高尿酸血症

(HUA)导致单钠尿酸盐(MSU)晶体在关节和其他组织中异常沉积所引起的代谢性疾病。超声可早期发现 MSU 晶体在关节周围沉积,从无症状高尿酸血症(AH)期到痛风晚期均有特异性超声表现,可对痛风累及范围和程度进行随访监测。

近年来,超声技术已较广泛地应用于高尿酸血症和痛风的诊断和评估。超声能够较敏感地发现 MUS 沉积征象,可作为影像学检查的主要方法。肌骨超声(MSUS)技术是通过高频超声(3～17 Hz)扫描,以实时成像的方式,对肌肉、关节结构进行可视化的观察,以清晰显示肌肉等软组织层次关系及其内部机构来诊断肌肉骨骼系统疾病的新型超声检查技术,可同时重复检查多个关节,便于动态监测。高频超声穿透软骨、关节间隙及破坏的骨质,可清晰显示骨关节面、关节间隙、软骨等解剖结构,准确识别各关节的滑囊病变,关节腔积液、滑膜增生和炎症反应,关节滑膜腔内痛风石的形成和尿酸盐结晶的沉积、关节及骨表面的侵蚀破坏情况等,为滑膜炎、骨破坏、关节腔积液等病变提供客观依据。对高尿酸血症/痛风患者的双侧膝关节、踝关节、第一跖趾关节等部位进行针对性的超声检查,可有效检出关节积液、滑膜炎、尿酸盐结晶、痛风石、骨侵蚀等征象,有利于临床医生对病情做出精准评估。

【操作方法】

采用彩色多普勒超声诊断仪,高频探头,设置为肌肉骨骼检查条件,动态范围 50~70 dB,增益为 60 dB。对患者的双足跖趾(MTP)、双踝、双膝、双手掌指(MCP)及双腕关节等部位顺序进行扫查,检查方法按照国际类风湿磁共振评分系统(OMERACT)制定的肌肉骨骼超声在风湿病中的标准操作规程进行。检查内容包括双轨征、痛风石、强回声聚集体、骨侵蚀、滑膜增生和关节腔积液等。

【结果判断】

2015 年,风湿病临床研究结局评估(OMERACT)超声工作组发布了超声下痛风病变的国际共识。定义了痛风性关节炎超声下 4 个基本病变特征:双轨征、痛风石、聚集体和骨侵蚀。

(1)双轨征:表现为关节软骨表面出现高回声条带,连续或间断,与内陷角度无关。该条带与软骨下方骨表面相平行,形成 2 条高回声平行线,其间的无回声结构为透明软骨。2015 年美国风湿病学会(ACR)和欧洲抗风湿病联盟(EULAR)联合推荐将双轨征作为超声诊断痛风的特征性标志。无症状高尿酸血症期也可发现该征象。

(2)痛风石:痛风石的超声表现为不均质强回声团块,后方多伴有声影,可伴有钙化。痛风石可发生在身体的任何部位,其为炎症细胞对尿酸盐晶体的反应性病变,是诊断痛风最有力的标志。

(3)聚集体:表现为关节内或者肌腱、韧带等处的点状或聚集成簇状的强回声,早期呈 1 mm 以下的点状,随病程进展而逐渐聚集增大,可无明显声影。又称为关节内暴风雪征。为析出的尿酸盐沉积。

(4)骨侵蚀:关节内和/或关节外骨表面连续性的中断,为炎症侵犯骨质导致骨质的缺损和破坏。

第一跖趾关节与痛风高度相关,70%~80%的痛风患者初始疼痛发生在第一跖趾关节。可能与第一跖趾关节位于肢体末端,温度低、微循环差、pH低及应力大等有关。痛风患者第一跖趾关节常与其他关节同时受累,可以说第一跖趾关节是痛风的晴雨表。临床病例中发现,部分无症状高尿酸血症患者,第一跖趾关节已经发现痛风石、双轨征等声像。也就是说声像图改变可能早于临床表现。第一跖趾关节结构简单,痛风石、双轨征等声像图特异性高。且第一跖趾关节内侧痛风石不受关节积液有无的影响,可操作性及重复性强,基层医院均可开展。

(程晓芸　周尊海)

第六章

甲状腺疾病

一、 甲状腺激素

　　甲状腺激素通常包括:血清游离甲状腺素(FT4)、血清游离三碘甲状腺原氨酸(FT3)、血清总三碘甲状腺原氨酸(TT3)、血清总甲状腺激素(TT4)、反三碘甲状腺原氨酸(rT3)和促甲状腺激素(TSH)。这些指标可以帮助医生诊断和监测甲状腺疾病,如甲状腺功能亢进症、甲状腺功能减退症等。

1. 游离甲状腺素(FT4)与四碘甲状腺原氨酸(T4)

【临床意义】

　　游离甲状腺素(FT4)和四碘甲状腺原氨酸(T4)是常用的甲状腺功能指标,用于评估甲状腺的合成和分泌功能。FT4是血清中未与甲状腺激素结合球蛋白(TBG)结合的T4,反应甲状腺功能状态可不受血清中TBG浓度或结合力改变的影响。FT4和T4的测量结果可以帮助医生诊断和监测甲状腺相关疾病,如甲状腺功能亢进症、甲状腺功能减退症等。

【检测方法】

最常用化学发光免疫分析法。正常参考范围尚未统一(下同)。

【结果判断】

FT4、T4 增高见于甲亢、亚临床甲亢、药物影响(胺碘酮、肝素钠等)等。

FT4、T4 降低见于甲减、抗甲状腺药物治疗、慢性疾病(慢性肾衰、肝硬化、慢性肝炎等)、高龄等。

需要注意的是,FT4 和 T4 的结果应结合临床症状、其他甲状腺功能指标,以及患者的个体情况进行综合分析和解读。

【注意事项】

(1)采集血样时应遵循无菌操作,避免污染和血液凝固。

(2)抽血前应遵循必要的准备工作:停用影响甲状腺检测的药物,或在验血后再用药。

(3)避免精神刺激,保持心情平静。

(4)为保证数值准确,血标本应在抽取后尽快送检。

2. 游离三碘甲状腺原氨酸(FT3)与三碘甲状腺原氨酸(T3)

【临床意义】

游离三碘甲状腺原氨酸(FT3)和三碘甲状腺

原氨酸(T3)是常用的甲状腺功能指标,用于评估甲状腺的合成和分泌功能。甲状腺激素包含 T3 和 T4,T3 由 T4 转化而来。FT3 和 T3 的测量结果可以帮助医生诊断和监测甲状腺相关疾病。

【检测方法】

最常用化学发光免疫分析法。

【结果判断】

FT3 和 T3 增高见于甲亢、亚临床甲亢、药物影响(胺碘酮、肝素钠等)等。

FT3 和 T3 降低见于甲减、抗甲状腺药物治疗、慢性疾病(慢性肾衰、肝硬化、慢性肝炎等)、高龄等。

【注意事项】

同 FT4、T4 检测。

3. 促甲状腺激素(TSH)

【临床意义】

促甲状腺激素能促进甲状腺激素的合成,还能促进已合成的甲状腺激素释放入血,对甲状腺本身的生长和新陈代谢也起着重要作用。游离甲状腺素浓度的微小变化就会带来 TSH 浓度向反方向的显著调整。因此,TSH 是测试甲状腺素功能非常敏感的特异性参数,特别适合于早期检测。

【检测方法】

使用第三代免疫测定检测法。

【结果判断】

正常值:0.3～5.0 mIU/L。

TSH 增高见于原发性甲减、异位 TSH 分泌综合征,垂体 TSH 瘤,亚急性甲状腺炎恢复期,甲状腺激素抵抗综合征。

TSH 降低见于继发性甲减、垂体性甲减、下丘脑性甲减,甲亢(TSH 瘤所致者例外)。

【注意事项】

(1) 采集血样时应遵循无菌操作,避免污染和血液凝固。

(2) 抽血前应遵循必要的准备工作:停用影响甲状腺检测的药物(如甲状腺激素、肾上腺素、胰岛素等)。

(3) 避免精神刺激,保持心情平静。

(4) 为保证数值准确,血标本应在抽取后尽快送检。

4. 反三碘甲状腺原氨酸(rT3)

【临床意义】

T4 在外周组织中,除经 5'-脱碘酶作用外环脱碘形成 T3 外,还有 55% 左右的 T4 在内环 5 -脱碘形成 rT3。血清中测得的血清反 T3 主要(95%～98%)由 T4 脱碘而来。rT3 无生物活性,但是对调节 T3、T4 水平,维持最佳状态起一定作用。

【检测方法】

最常用化学发光免疫分析法。

【结果判断】

正常值：0.15～0.45 nmol/L。

rT3 增高见于甲亢早期、甲亢复发初期可仅表现为 rT3 升高、低 T3 综合征、非甲状腺疾病如急性心肌梗死、肝硬化、糖尿病控制不佳等。

rT3 降低见于甲状腺功能减退症。

【注意事项】

同 TSH 检测。

二、 功能试验

1. TRH 兴奋试验

【临床意义】

TRH 兴奋试验是利用促甲状腺激素释放激素(TRH)具有兴奋腺垂体合成分泌 TSH 的作用。当给受试者外源性 TRH 后,连续取血观察血清中 TSH 浓度变化,可以反映垂体对 TRH 的反应能力,用于评价下丘脑-垂体-甲状腺轴的调节功能,仅用于诊断困难时。

【检测方法】

(1) 经典静脉给药法:受试者空腹,休息 30 min,取 TRH 制剂 300 μg 用 2 mL 生理盐水稀释后缓慢静脉注射,并于注射前及注射后 15 min、30 min、60 min 及 120 min 分别取静脉血 1 mL,测定血清 TSH 浓度,以时间为横坐标,TSH 浓度为纵坐标,绘制 TSH 的反应曲线。

(2) 静脉给药两次采血法:其方法与经典法相同,只是减少采血次数,于注射 TRH 前和注射 TRH 后的 15 min 或 30 min 两次采血,测定其 TSH 浓度。

(3) 喷鼻给药两次采血法:受试者取端坐位,头后仰,用 1 mL 生理盐水将 TRH 1.2 mg 稀释后,用喷雾器轮流喷入双侧鼻内,2 min 内喷完,并避免其流入食管内或鼻腔外。于喷鼻前和喷鼻后 30 min 分别采血测 TSH 浓度。

【结果判断】

根据注射前的基础 TSH 和兴奋后 TSH 计算出 TSH 增加值(△TSH),然后再根据 △TSH 值将垂体对 TRH 的反应分为以下 5 型。

(1) 正常反应型:△TSH 5~25 mIU/L,高峰时间在 30 分钟。

(2) 过度反应型:△TSH>25 mIU/L。

(3) 低弱反应型:△TSH<5 mIU/L。

(4) 无反应型:△TSH 0 mIU/L。

(5) 延迟反应型:高峰出现在 30 分钟以后。

TRH 兴奋试验是鉴别甲减的灵敏指标。垂体性甲减呈低弱反应型或无反应;下丘脑性甲减呈过度反应或延迟反应型,其基础 TSH 低于正常,病程长者最初对 TRH 兴奋试验可能呈低弱反应型,加大 TRH 剂量后仍可呈延迟反应型;甲状腺性甲亢时,呈无反应型。

【注意事项】

对于甲状腺功能减退的患者,如果怀疑为继发性,则应采用多次取血法,因两次取血法不能反映峰值的延迟表现。

2. 生长抑素试验

【临床意义】

生长抑素试验可用于鉴别 TSH 不适当分泌综合征。

【检测方法】

每 8 小时皮下注射生长抑素类似物奥曲肽 0.1 mg,共 3 次。注射前基础值及第 1 次注射后 2 h、4 h、6 h、8 h、24 h 测定血清 FT3、FT4、TSH、PRL 值。

【结果判断】

正常情况下,生长抑素注射后,TSH 水平会明显下降。然而,对于 TSH 不适当分泌综合征患者,TSH 水平可能不会如预期般下降(下降至基线值的 36%)。具体的判断标准或切点可能因实验室和临床指南的不同而有所差异,需要根据实际情况来确定。如果生长抑素试验显示出 TSH 不适当分泌的迹象,需进一步完善评估以确定患者是否存在甲状腺或下丘脑病变。

【注意事项】

试验过程中患者可能会出现一些副作用如头

痛、恶心、呕吐、头晕等。这些副作用通常是暂时的,但需及时告知医生。

三、 甲状腺自身抗体

1. 甲状腺球蛋白抗体(TgAb)

【临床意义】

TgAb 是以甲状腺球蛋白作为抗原产生的自身抗体,由 Roitt 等 1958 年在对自身免疫性甲状腺炎(桥本甲状腺炎等)进行血清学研究时发现。TgAb 是人的各种自身抗体中最典型的器官特异性抗体,以 IgG 类为主,IgA 类占 20%,IgM 类占 5%。TgAb 具有高度种属特异性,是诊断自身免疫性甲状腺疾病的常用指标。

【检测方法】

目前主要采用化学发光法进行血清样本检测。样本在室温放置不可超过 8 小时,如超过 8 小时后检测,需将样本放置于 2~8 ℃的冰箱中;若需 48 小时以上的保存或运输,应将血清提取后冻存于−20 ℃以下。

【结果判断】

TgAb 的正常值范围为 0~75 IU/mL;75~110 IU/mL 为可疑阳性;>110 IU/mL 为阳性,临床甲减和亚临床甲减的发生率增加。

TgAb 阳性常见于以下疾病：

桥本甲状腺炎：阳性率 80%～90%，且抗体为较高水平。

Graves 病：阳性率约 30%。

自身免疫性甲状腺病患者的亲属：阳性率 40%～50%。

妊娠妇女：阳性率 14%，可能与早孕期不良结局有关。

非甲状腺自身免疫相关疾病：1 型糖尿病有 40% 阳性率，重症肌无力、风湿免疫病如类风湿、系统性红斑狼疮等也有一定阳性率。

健康人群中有 10% 存在低水平抗体，女性多见，而随着年龄的增长，阳性检出率增加，40 岁以上妇女阳性率达 18%。

【注意事项】

在桥本甲状腺炎和 Graves 病中，高水平的过氧化物酶抗体比高水平的 TgAb 更为常见，因此两种抗体同时检测可提高抗甲状腺自身抗体的阳性检出率。严重溶血、脂血会影响检测结果，不能用于测定。另外，样本中如存在异嗜性抗体或类风湿因子可能干扰检测结果。

2. 甲状腺过氧化物酶抗体（TPOAb）

【临床意义】

TPOAb 是以甲状腺上皮细胞膜上的甲状腺过氧化物酶作为抗原产生的自身抗体，与甲状腺损伤相关性更高,是引起甲状腺功能减退的重要因素,也是诊断桥本甲状腺炎(HD)和弥漫性毒性甲状腺肿(Graves)等甲状腺自身免疫性疾病的首选指标。TPOAb 一般属于 IgG1 或 IgG4,随病例不同而异。

【检测方法】

目前主要采用化学发光法进行血清样本检测。样本的保存同 TgAb 部分。

【结果判断】

TPOAb 的正常值范围为 0～30 IU/mL;30～40 IU/mL 为可疑阳性;>40 IU/mL 为阳性,临床甲减和亚临床甲减的发生率增加。

TPOAb 阳性常见于以下情况。

自身免疫性甲状腺炎:包括桥本甲状腺炎、萎缩性甲状腺炎和产后甲状腺炎,阳性率 90%～100%。

毒性弥漫性甲状腺肿 Graves 病:阳性率50%～80%。

自身免疫性甲状腺病患者的亲属:阳性率40%～50%。

非甲状腺自身免疫疾病:类风湿关节炎有 3%检出率;其他自身免疫疾病如艾迪森病、1 型糖尿病、恶性贫血、白斑或可激活免疫系统的疾病,如慢性活动性肝炎、原发性胆囊纤维化症或丙肝也有一定阳性率;甲状腺结节也偶有检出。

健康人群中检出的阳性率约 8%。检出率随年龄增长而增加,在 85 岁以后人群中,16％的妇女和 9％的男人抗体阳性。

【注意事项】

同 TgAb 检测。

3. 促甲状腺激素受体抗体(TRAb)

【临床意义】

TRAb 在自身免疫性甲状腺病患者体内特异性存在,是一组 B 细胞针对甲状腺细胞膜的促甲状腺激素受体(TSHR)产生的异质性多克隆抗体,当与 TSHR 结合时,因结合位点不同而产生不同的生理效应。TRAb 是鉴别甲状腺功能亢进病因、诊断 Graves 病(GD)的重要指标,也可用于判断抗甲状腺药物治疗的停药时机、预测复发风险,并辅助诊断、评估 Graves 眼病(GO)、妊娠妇女甲状腺功能紊乱和孕期胎儿及新生儿甲状腺功能障碍的发生风险。

根据 TRAb 对 TSHR 的作用不同,可将其分为刺激性抗体(TSAb)/TSHR 刺激性免疫球蛋白(TSI)、抑制性抗体(TSBAb)/TSHR 抑制性免疫球蛋白(TBI)和中性抗体。这两种抗体较 TRAb 更为精确反映抗体的功能,但测定条件复杂,难以在临床常规开展。

TSAb 被认为是 GD 的致病性抗体,具有对甲状腺细胞的刺激功能。新诊断的 GD 患者中阳性率为 85％～100％,TSAb 的活性平均在 200％～

300%,其水平与甲状腺相关性眼病的严重程度呈正相关,与 TRAb 相比更能反映眼部表现。

TBI 可阻断 TSH 对甲状腺滤泡上皮细胞的刺激,使甲状腺激素分泌减少,在自身免疫性甲状腺炎(特别是桥本甲状腺炎)中引起甲状腺功能减退。

中性抗体与 TSHR 结合位点不同,不会影响 TSH 与 TSHR 的结合及甲状腺激素的产生。

【检测方法】

TRAb 的检测经历了第一代的液相检测法——生物受体分析法、第二代的固相检测法——酶联免疫吸附测定法、第三代的自动化检测法——包括电化学发光法和全自动荧光酶联免疫分析,目前临床主要采用电化学发光免疫分析法进行血清样本检测。血清样本在室温放置不可超过 24 小时,如超过 24 小时后检测,需将样本放置于 2~8℃的冰箱中;若需 7 天以上的保存或运输,应将血清提取后冻存于 -20℃以下。

TSAb 主要采用的是化学发光检测法。

【结果判断】

参考范围:TRAb≤2.0 IU/L,建议各实验室根据自身条件及接触人群建立正常参考区间。

TRAb 水平变化常见于以下情况。

Graves 病:阳性率达 90%以上。TRAb 阳性的甲亢患者患 GD 的可能性比 TRAb 阴性者高 1 367~3 420 倍,可通过 TRAb 将 GD 与其他病因的甲亢患者区分开。

桥本氏病：阳性率 50％左右。

妊娠期间：TRAb 帮助确定妊娠期间的治疗。对于妊娠前接受抗甲状腺药物治疗的 GD 患者，若 TRAb 阴性，可以考虑在妊娠前 3 个月停药，监测甲状腺功能。若妊娠中期 TRAb 水平仍高，抗甲状腺药物停用后甲亢迅速复发的风险高，这类患者应维持治疗。此外，TRAb 是流产的独立性危险因素。

新生儿甲状腺功能亢进：TRAb 可通过胎盘进入胎儿体内，引起新生儿甲状腺功能亢进，有研究显示，妊娠中期 TRAb>5 IU/L 可预测新生儿甲亢，其敏感性为 100％，特异性为 43％～76％。

抗甲状腺药物和 GD 复发：抗甲状腺药物治疗后 TRAb 逐渐下降，提示治疗有效。而滴度再度升高，预示 GD 复发。

【注意事项】

同 TgAb 检测。

4. 甲状腺球蛋白(Tg)

【临床意义】

Tg 是甲状腺滤泡上皮细胞分泌的分子量为 660kDa 的糖蛋白，主要存在于甲状腺滤泡的胶质中。Tg 是甲状腺内合成甲状腺激素(T4、T3)的蛋白前体，在甲状腺激素分泌时，溶酶体水解 Tg 表面的 T4、T3 并使之释放入血，同时少量的 Tg 也释放入血液。

Tg 的分泌是 TSH 依赖性的,甲状腺是 Tg 的唯一来源,Tg 的浓度主要由三个因素决定:甲状腺的大小、甲状腺的损伤程度(如活检、外伤、出血、放射性损伤及炎症等)、激素(如促甲状腺激素、人绒毛膜促性腺激素及 TRAb 等)影响。在稳定状态下,甲状腺大小是影响 Tg 水平的主要因素,当甲状腺大小稳定时,血清 Tg 水平与 TSH 的浓度呈正相关。各种甲状腺疾病患者都会出现不同的 Tg 异常。

因此,Tg 可用于各种甲状腺疾病和非甲状腺疾病的鉴别诊断。在全甲状腺全切除术后,血清 Tg 水平降至非常低甚至无法检测的水平,Tg 被认为是分化型甲状腺癌的肿瘤标志物,测定血清 Tg 的水平有助于预后判断和监测治疗效果,术后服用甲状腺激素进行 TSH 抑制治疗时测定的 Tg 称为抑制性 Tg。

【检测方法】

目前主要采用化学发光法检测血清样本。亦可使用酶联免疫吸附法检测。样本在室温放置不可超过 8 小时,如超过 8 小时后检测,需将样本放置于 2~8℃的冰箱中;若需 48 小时以上的保存或运输,应将血清提取后冻存于-20℃以下。

【结果判断】

Tg 的正常范围:5~40 ng/mL,但检测结果可受血清 TgAb 影响。

甲状腺球蛋白水平变化常见于以下情况。

外源性甲状腺激素:引起 Tg 降低。

先天性甲状腺缺如和异位甲状腺:Tg 水平很低。

不伴有甲状腺毒症的甲状腺肿:Tg 升高,其升高幅度与甲状腺大小有关。

亚急性甲状腺炎:一过性 Tg 升高。

甲状腺手术或 ^{131}I 放射治疗导致的甲状腺损伤:也可见 Tg 一过性升高。

良性或分化型滤泡状甲状腺癌,约 2/3 患者在术前升高,但不能用于鉴别两者。

甲状腺滤泡状癌或乳头状癌,甲状腺全切术后应不能检出 Tg。抑制性 Tg<0.1 ng/mL,足以证明术后疾病处于缓解状态。其水平升高提示肿瘤持续存在或复发。未行全甲状腺切除或未行 ^{131}I 治疗的患者如没有肿瘤残留、复发或转移,大部分抑制性 Tg 将<1 ng/mL 或保持低水平(<2 ng/mL)。

碘缺乏:Tg 升高。

妊娠妇女和新生儿:由于 TSH 和 HCG 的影响,妊娠后期 Tg 可升高几倍,产后第 1 个月下降。出生 1~96 小时的新生儿血清 Tg 会出现一过性升高。

吸烟:可引起 Tg 升高,可能由于烟中所含硫氰物有致甲状腺肿作用。

慢性肾衰:血清 Tg 轻度升高,由肾脏清除功能障碍所致。

健康正常人:女性较男性略高。

【注意事项】

血液中 TgAb 的存在会干扰 Tg 的免疫测定,造成假阳性或假阴性的结果,因此建议同时检测 TgAb 的浓度。样本中如存在异嗜性抗体或类风湿因子可能干扰检测结果。

5. 降钙素(CT)

【临床意义】

降钙素是由甲状腺的滤泡旁细胞(C 细胞)合成和分泌的多肽。主要生理功能是降低血钙、血磷的水平,抑制破骨细胞吸收,促进成骨细胞的作用。其合成受到血钙水平的调节。当血钙水平升高时,甲状腺 C 细胞释放降钙素以促进钙离子的沉积到骨组织中。相反,当血钙水平降低时,甲状腺 C 细胞减少降钙素的释放,以促进钙离子释放到血液中。CT 在甲状腺髓样癌升高,CT 检测也有助于髓样癌患者的疗效评估和病情监测。

【检测方法】

血清样本在室温放置不可超过 4 小时,如超过 24 小时后检测,需将样本放置于 2~8 ℃的冰箱中;若需 24 小时以上的保存或运输,应将血清提取后冻存于 −20 ℃以下。

【结果判断】

参考值:男性 0~17.0 ng/L;女性 0~8.4 ng/L。

血清降钙素水平升高常见于以下情况。

甲状腺髓样癌(MTC):血清 CT 升高,>100 ng/L

提示 MTC 可能。MTC 患者建议在治疗后定期监测血清 CT 水平变化,如果超过正常范围并持续增高,特别是当 CT≥150 ng/L 时,应高度怀疑病情有进展或复发。

非甲状腺肿瘤:升高,常见于小细胞肺癌、胃泌素瘤。

慢性炎症、急性肺损伤:可轻度升高。

慢性肾衰:轻度升高,由肾脏清除功能障碍所致。

【注意事项】

(1) 含有肝素、EDTA 等抗凝剂的样本会对测定结果产生影响。

(2) 样本中如存在异嗜性抗体或类风湿因子可能干扰检测结果。

四、 核医学在甲状腺病诊断中的应用

1. 甲状腺摄^{131}I试验(吸碘率测定)

【临床意义】

甲状腺组织具有特异性摄取和浓聚碘的能力,其摄取的速度和数量以及碘在甲状腺内的停留时间与甲状腺功能有关。放射性^{131}I和食物中的碘具有相同的生化和生物学特性。^{131}I衰变时能发出 γ 射线。给予患者口服或静脉注射一定量的

Na^{131}I 后,在体外用特定的 γ 射线探测仪探测颈部的放射性计数,即可了解甲状腺的功能状态。

(1) 甲状腺功能的评估

典型甲亢、甲减、甲状腺肿的摄碘曲线如图。亚急性甲状腺炎因为滤泡细胞的破坏及 TSH 被抑制,所以其摄碘率极低。人为甲状腺毒症也伴有低摄碘率。

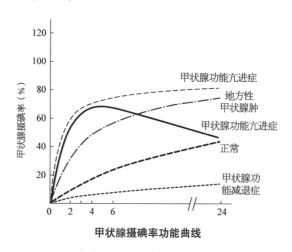

甲状腺摄碘率功能曲线

(2) ^{131}I 有效半衰期测定和 ^{131}I 治疗甲亢的剂量计算。

【操作方法】

患者停用含碘丰富的相关药物和食物,空腹口服 ^{131}I 溶液或胶囊 2~10 μCi。测定 2 h、4 h、24 h 甲状腺部位的放射性计数,按以下公式计算摄 ^{131}I 率,绘制摄 ^{131}I 曲线。

$$甲状腺摄^{131}I率 = \frac{甲状腺部位计数 - 本底计数}{标准源计数 - 本底计数} \times 100\%$$

适应证:①^{131}I治疗甲状腺疾病的剂量计算;②甲状腺功能亢进症和甲状腺功能减退症的辅助诊断;③亚急性甲状腺炎的辅助诊断;④鉴别诊断高碘和缺碘甲状腺肿;⑤用于甲状腺激素抑制试验和促甲状腺激素兴奋试验。

禁忌证:因少量^{131}I能通过胎盘进入胎儿血循环中,且可由乳汁分泌,因此妊娠期、哺乳期妇女禁用。

【结果判断】

服用^{131}I后甲状腺摄碘逐渐增高,24小时达高峰;青少年和儿童略高于成人,女性略高于男性。

正常参考值为,2 h:10%～30%;4 h:15%～40%;24 h:25%～60%。

2. 甲状腺激素抑制试验

【临床意义】

正常状态下,甲状腺分泌的甲状腺激素与垂体前叶分泌的TSH存在着负反馈调节,即当血液中甲状腺激素水平增高时,TSH分泌减少,甲状腺摄取碘及甲状腺激素的合成和释放均受到抑制,血液中甲状腺激素水平随之下降。Graves病时,TSH受体被自身抗体(TRAb或TSAb)持续激活,甲状腺功能处于自主状态,因此虽然血中 T3、T4 浓度升高,但甲状腺摄取碘,合成、分泌甲状腺激素均不受抑制。

【检测方法】

测定第一次 24 小时甲状腺吸^{131}I 率,服甲状腺素片(40 mg,tid,一周),一周后测定第二次 24 小时摄^{131}I 率。

$$抑制率 = \frac{1st\,24\,小时吸碘率 - 2nd\,24\,小时吸碘率}{1st\,24\,小时吸碘率} \times 100\%$$

【结果判断】

抑制率>50% 为正常抑制,说明甲状腺功能正常;25%~50% 为部分抑制,可疑甲亢;<25% 为不被抑制,是甲亢表现,可鉴别甲亢和单纯性甲状腺肿,甲亢可以是 Graves 病或功能自主性腺瘤或多结节性甲状腺肿伴甲亢。

3. 甲状腺核素静态显像

【临床意义】

正常甲状腺具有选择性摄取和浓集碘的能力,将放射性碘(如^{131}I、^{123}I)或碘族元素(高锝酸盐,$^{99m}TcO_4^-$)引入人体后,即可被有功能的甲状腺组织所摄取,在体外通过显像仪(γ相机或 SPECT)探测从甲状腺组织内所发出的 γ 射线的分布情况,便可获得甲状腺影像,帮助诊断某些甲状腺疾病。

$^{99m}TcO_4^-$ 发射单一 γ 射线、图像清晰、半衰期短、对受检者辐射剂量小、价格便宜,为临床常规使用的甲状腺显像剂。但是$^{99m}TcO_4^-$ 对在唾液腺、鼻咽腔、胃黏膜等部位也有较明显的生理性摄取,因此这些部位的显像使得$^{99m}TcO_4^-$ 粘于异位甲状腺或甲状腺癌转移灶的寻找,对后两者的诊断和寻找常用^{131}I。

(1)异位甲状腺的诊断

异位甲状腺常见部位有舌下、舌根部或胸骨后等。甲状腺显像图像表现为正常甲状腺部位不显影,上述部位显影,影像多为团块样。

(2)胸骨后甲状腺肿

多为后天的甲状腺肿大向胸腔内的延伸,少数为先天性位置异常。甲状腺显像多用于鉴别上纵隔内肿物的性质,若其能摄取甲状腺显像剂,则提示来自甲状腺组织。

(3)甲状腺结节的功能及性质的判定。

甲状腺结节的功能和性质

结节类型	常见疾病	恶变概率
"热结节"(结节显像剂分布增高)	自主性甲状腺功能腺瘤、先天一叶缺如的功能代偿	1%

（续表）

结节类型	常见疾病	恶变概率
"温结节"(结节显像剂分布无异常)	功能正常的甲状腺腺瘤、结节性甲状腺肿、甲状腺炎	4%～5%
"凉结节"(结节显像剂分布降低)	甲状腺囊肿、甲状腺腺瘤囊性变、大多数甲状腺癌、慢性淋巴细胞性甲状腺炎、甲状腺结节内出血或钙化	10%
"冷结节"(结节几乎无显像剂分布)		20%(单发结节) 0%～18%(多发结节)

"热结节"(hot nodule)也称高功能结节，"温结节"(warm nodule)称为功能正常结节，"凉结节"(cool nodule)、"冷结节"(cold nodule)称为低功能或无功能结节。

（4）寻找功能性甲状腺癌转移灶

分化型甲状腺癌及其转移灶有不同程度的浓聚^{131}I能力，故可用^{131}I全身显像寻找转移灶。通常在停用甲状腺激素使 TSH 升高或使用重组人 TSH 后，进行 3～5 mCi^{131}I全身扫描，可为分化型甲状腺癌转移或复发病灶的诊断、治疗方案的制定、治疗后随访提供重要依据，是目前临床不可缺少的手段。

【检测方法】

（1）患者准备：用放射性碘做显像剂时，检查前应停用含碘食物及影响甲状腺功能的药物,检查当日空腹。寻找甲状腺癌转移灶时,需停用甲状腺素替代治疗以提高自身 TSH 或外源注射 TSH。

(2) 显像方法:$^{99m}TcO_4^-$ 静脉注射 20～30 分钟后进行显像。^{131}I 显像时,空腹口服^{131}I,24 小时后行颈部显像;若行异位甲状腺显像时,行可疑部位显像;若寻找甲状腺癌转移灶,24～48 小时后行全身显像或颈部显像,必要时加做 72 小时显像。

五、 甲状腺超声检查

超声检查(US)无创、无电离辐射,无需使用对比剂便可获得软组织器官和病变高清晰度的断层图像。US 检查作为甲状腺病变尤其甲状腺结节的首选影像学检查方法,可检出临床难以触及的 2～3 mm 结节和囊肿,对于难以定性的甲状腺病变,在 US 引导下行经皮穿刺活检已成为首选的诊断方法。

【临床应用】

(1) Graves 病

两侧甲状腺叶包括峡部呈弥漫、均匀和对称性增大,回声正常或增强。

(2) 亚急性甲状腺炎

单侧片状低回声结节,边界不清,边缘不

规则。

(3) 桥本甲状腺炎

整个腺体呈弥漫性低回声,或被散在中、高回声分隔而呈网格状改变,网格内为直径 1～6 mm 的低回声。

(4) 良恶性结节的鉴别

甲状腺结节非常常见。在中国,通过超声发现甲状腺结节的患病率为 20%～35%,其中 7%～15% 为甲状腺癌。超声检查作为甲状腺结节首选的影像学检查方法,在临床诊疗决策中具有重要的价值。灰阶超声下结节呈实性、微钙化、极低回声、垂直位以及边缘模糊等属于恶性结节的特征。2020 年中国超声医学分会浅表器官与血管炎学组更新了甲状腺结节超声恶性危险分层的指南。指南采用计数法建立了 C-TIRADS,结节良性特征包括纯囊性、海绵样和伴有"彗星尾征"伪像的点状强回声(-1 分)。结节可疑恶性特征包括垂直位(+1 分)、实性(低回声或低回声为主时)(+1分)、极低回声(+1 分)、点状强回声(可疑微钙化时)(+1 分)、边缘模糊/不规则或甲状腺外侵犯(+1 分)。

另外,以下超声征象提示甲状腺癌的淋巴结转移:淋巴结呈圆形、边界不规则或模糊、内部回声不均、内部出现钙化、皮髓质分界不清、淋巴门消失或囊性变等。

六、 甲状腺细针穿刺细胞学及分子检测

1. 超声引导下细针穿刺(FNA)

细胞学诊断是评估甲状腺结节良恶性的重要方法,术前行超声引导下 FNA 检测可有效提高甲状腺恶性肿瘤手术比例,避免不必要的手术。甲状腺细胞学 Bethesda 诊断报告系统自 2010 年出版以来得到了国际同行的普遍认可,中国《甲状腺细针穿刺细胞病理学诊断专家共识》(2023 版)以甲状腺细胞学 Bethesda 诊断报告系统为基本遵循,进行了适当的修改。诊断报告包含总体诊断类别及亚分类,每一个分类都有相应的恶性风险等级,并对应以科学循证为基础的临床处理共识,见下表。

甲状腺细针穿刺细胞病理学诊断恶性风险度和临床处理共识

分类	恶性风险度(%)	临床处理规范
Ⅰ类:标本无法诊断或标本不满意	5~10	超声引导下再次细针穿刺
Ⅱ类:标本无法诊断或标本不满意	0~3	临床和超声随访

（续表）

分类	恶性风险度(%)	临床处理规范
Ⅲ类:标本无法诊断或标本不满意	6~18	细胞洗脱液分子标志物检测辅助明确诊断;如无细胞洗脱液,则建议再次细针穿刺并行分子检测
Ⅳ类:滤泡性肿瘤或可疑滤泡性肿瘤;嗜酸细胞肿瘤或可疑嗜酸细胞肿瘤	10~40	甲状腺腺叶切除或分子标志物检测辅助诊断
Ⅴ类:可疑恶性肿瘤	45~60	甲状腺近全切或腺叶切除
Ⅵ类:恶性肿瘤	94~96	甲状腺近全切或腺叶切除

2. 甲状腺穿刺细胞的分子检测

意义不明的不典型病变和滤泡性肿瘤/可疑滤泡性肿瘤为最具有争议的细胞学诊断分类,准确评估该类病变的恶性风险度仍具有挑战性。分子病理检测有助于这类细胞病理的明确诊断。

BRAF p.Val600Glu 突变发生在80%的甲状腺乳头状癌(PTC)中,而在甲状腺滤泡状腺癌(FTC)、甲状腺髓样癌(MTC)、嗜酸性细胞腺癌、腺瘤和良性甲状腺增生中极少发现,因此 *BRAF p.Val600Glu* 可作为乳头状癌(PTC)临床鉴别诊断指标,*BRAF V600E* 突变诊断 PTC 的特异度为 100%。

在甲状腺 FNA 样本中,RAS 突变是第二大常见的变异类型并具有重大的诊断意义。RAS 突变对诊断恶性肿瘤具有 74%～88%阳性预测值。RAS 突变的最常见的癌症类型是包裹性滤泡型甲状腺乳头状癌和滤泡型甲状腺癌。

PAX8 基因主要编码甲状腺特异性结合域转录因子。RT-PCR 分析显示,62%的甲状腺滤泡癌检测出 *PAX8/PP4Rγ* 基因重排,而其他甲状腺肿瘤中仅有 5%。*PAX8/PPARγ* 基因重排在甲状腺良性病变中的患病率为 0～55%。

RET 原癌基因编码的蛋白属于受体酪氨酸激酶家族,在肿瘤中,RET 基因通过点突变或基因重排,可以导致 Ret 酪氨酸激酶持续性激活。细针穿刺样本中携带 RET 基因融合提示甲状腺结节癌变的风险高达 95%,最常见的是甲状腺乳头状癌。在散发性甲状腺髓样癌(MTC)中,*RET p.M918T* 突变占发现的 MTC 所有 RET 体细胞突变的 75%以上。RET 基因胚系杂合激活突变可能与多发性内分泌瘤 2 型(MEN2)、家族性甲状腺髓样癌(FMTC)相关。

TERT 基因突变在分化型甲状腺癌(DTC)中的发生率为 10%～15%,在低分化甲状腺癌(PDTC)和未分化甲状腺癌(ATC)中的发生率为

40%~45%,而在良性结节中比较罕见。*TP53* 突变在未分化甲状腺癌(ATC)中发生率为 70%~80%,在滤泡状甲状腺癌(FTC)和乳头状甲状腺癌(PTC)中的发生率较小,为 22% 和 1%~3.5%,而在髓样甲状腺癌(MTC)中的发生率为 0~44%。

多基因检测有利于提高诊断敏感性。ThyroSeq V3 和 Afirma 基因分类器包含了更多的分子标记物,后者主要基于穿刺样本的 RNA 检测。二种基因的阴性预测率分别为 61% 和 53%,均使近 50% 的患者避免了诊断性手术。另外,具有多基因变异的甲状腺癌预后较差。

(张进安　陶枫　王颖)

第七章

钙磷代谢和骨代谢疾病

骨转换生化标志物（BTMs）

骨形成标志物	骨吸收标志物
血清碱性磷酸酶 （ALP）	空腹 2 小时尿钙/肌酐比值 （UCa/Cr）
血清骨钙素 （OC）	血清抗酒石酸酸性磷酸酶 （TRACP）
血清骨源性碱性磷酸酶 （BALP）	血清I型胶原交联 C-末端肽 （CTX）
血清I型原胶原 C-端前肽 （P1CP）	尿吡啶啉 （Pyr）
血清I型原胶原 N-端前肽 （P1NP）	尿脱氧吡啶啉 （D-Pyr）
	尿I型胶原交联 N-末端肽 （U-NTX）
	尿I型胶原交联 C-末端肽 （U-CTX）

注：本章大部分数据无统一参考范围。

一、 骨形成指标

1. 血清碱性磷酸酶(ALP)

【临床意义】

成人血液中总 ALP 约 50% 来源于肝脏,50% 来源于骨骼,故不能特异性反映骨形成,但 ALP 作为常规生化检查,检测方便、价廉,仍为临床广泛使用。

【检测方法】

全自动生化分析。

【结果判断】

ALP 升高可见于骨折愈合期,以及纤维性骨炎、佝偻病、骨软化症等疾病。

【注意事项】

总 ALP 可因肝脏、胆囊、胰腺等疾病而升高。

2. 骨特异性碱性磷酸酶(BALP)

【临床意义】

BALP 由活跃的成骨细胞产生,是较 ALP 特异性更好的骨形成标志物。

【检测方法】

免疫放射法、酶联免疫吸附法。

【结果判断】

BALP 增高见于高转换的代谢性骨病,如变形性骨炎(Paget 病)、原发和继发性甲状旁腺功能亢进、甲状腺功能亢进、高转换型骨质疏松症及佝偻病和软骨病、骨肉瘤、骨转移癌等。

【注意事项】

BALP 与肝脏来源的 ALP 结构相似,采用目前检测方法,两者约有 15%～20%的交叉反应,如果肝脏产生 ALP 过多,可能会引起 BALP 假性升高。剧烈运动后 BALP 水平明显升高,2 小时后会恢复到正常水平。BALP 不经肾脏清除,适用于肾功能不全患者。

3. 血清骨钙素(OC)

【临床意义】

OC 是骨组织内非胶原蛋白的主要成分,参与骨吸收的调节、基质的矿化过程及成骨细胞分化,反映骨形成速率。

【检测方法】

电化学发光法、酶联免疫吸附法。

【结果判断】

血清 OC 浓度升高,提示骨形成速率加快,主要见于儿童生长期、成骨不全、肾功能不全、骨折、变形性骨炎、肿瘤骨转移、低磷血症、甲状腺功能亢进症、甲状旁腺功能亢进症、高转换骨质疏松症、尿毒症、佝偻病、卵巢切除术后等。OC 降低见于甲状腺功能减退症、肾上腺皮质功能亢进症、长期使用糖皮质激素、肝病、糖尿病患者及孕妇等。

【注意事项】

进食后 OC 水平下降，需空腹采血。

4. 血清I型原胶原 C-端前肽(P1CP)

【临床意义】

反映全身骨形成状态。

【检测方法】

放射免疫法、酶联免疫吸附法。

【结果判断】

血清 P1CP 升高见于儿童发育期、妊娠晚期、骨肿瘤、骨转移、畸形性骨炎、酒精性肝炎、绝经后妇女、肺纤维化、严重肝损害等。

【注意事项】

P1CP 不经肾脏清除，适用于肾功能不全患者。

5. 血清I型原胶原 N-端前肽(P1NP)

【临床意义】

P1NP 是首选骨形成标志物。

【检测方法】

电化学发光法、酶联免疫吸附法。

【结果判断】

血清总 P1NP 升高见于代谢性骨病、肾功能不全患者。

【注意事项】

P1NP 受进食和昼夜节律影响小，可随机非空腹采血测量,不经肾脏清除,适用于肾功能不全患者。

二、 骨吸收指标

1. 空腹 2 小时尿钙/肌酐比值(UCa/Cr)

【临床意义】

反映尿钙的排泄。

【结果判断】

婴幼儿的尿钙排泄量往往较高,尿肌酐水平较低,因此 UCa/Cr 正常限值(mg/mg)因年龄而异:6 个月以下 <0.8,6~12 个月 <0.6,24 个月及以上 <0.2。

【注意事项】

因不需留取 24 小时尿液标本,可选取随机尿液标本,多用于儿科患者。

2. 血清抗酒石酸酸性磷酸酶(TRACP)

【临床意义】

反映破骨细胞的骨吸收活性。

【检测方法】

酶联免疫吸附法。

【结果判断】

TRACP 增高见于原发性甲状旁腺功能亢进

症、慢性肾功能不全、畸形性骨炎、肿瘤骨转移、高转换型骨质疏松、糖尿病、肾性骨病等；TRACP降低见于甲状腺功能减退症。

【注意事项】

不经肾脏清除，适用于肾功能不全患者。剧烈运动后水平明显升高，2小时后会恢复到正常水平。

3. 血清I型胶原交联 C-末端肽(CTX)

【临床意义】

有 α-CTX 和 β-CTX 两种，β-CTX 是首选的骨吸收标志物。CTX 对抗骨吸收治疗反应迅速而灵敏，可以预测骨转换的严重程度，并作为临床评估骨转换相关疾病的重要参考指标。

【检测方法】

电化学发光法、酶联免疫吸附法。

【结果判断】

CTX 水平升高见于骨质疏松症、Paget 病、多发性骨髓瘤和肿瘤骨转移等患者。

【注意事项】

受进食和昼夜节律的影响较大，需空腹清晨采血。剧烈运动后水平明显升高，2小时后会恢复到正常水平。

4. 尿吡啶啉(Pyr)和尿脱氧吡啶啉(D-Pyr)

【临床意义】

Pry 和 D-Pyr 是I型胶原分子之间构成胶原

纤维的交联物,可反映破骨细胞活性,D-Pyr较Pry能更特异地反映骨吸收水平。

【检测方法】

高效液相色谱法、酶联免疫吸附法。

【结果判断】

Pry和D-Pyr反映骨吸收状态,与BMD存在显著负相关,在绝经后骨质疏松、原发性甲状旁腺功能亢进症、骨关节炎、Paget's病、肿瘤骨转移等患者尿液中水平偏高。

5. 尿I型胶原交联N-末端肽(U-NTX)

【临床意义】

晨起和夜间的U-NTX能很好地反映骨吸收情况,是诊断骨吸收的指标。

【检测方法】

电化学发光法、酶联免疫吸附法。

【结果判断】

NTX水平升高见于骨质疏松症、原发性甲状旁腺功能亢进症、畸形性骨炎、甲状腺功能亢进症、肿瘤骨转移和多发性骨髓瘤等。

三、 骨密度测定

骨密度是指单位面积(面积密度,g/cm^2)或单位体积(体积密度,g/cm^3)所含的骨量。骨密度测量技术是对被测人体骨矿含量、骨密度和体质成分进行无创性定量分析的方法。常用的骨密度测量方法有 DXA(双能 X 线吸收法)、定量计算机断层照相术(QCT)、外周双能 X 线吸收仪(pDXA)、单能 X 线骨密度(SXA)、外周定量 CT(pQCT)和定量超声(QUS)等。目前国内外公认的骨质疏松症诊断标准是基于 DXA 测量的结果,我国已经将骨密度检测项目纳入 40 岁以上人群常规体检内容。

1. 双能 X 线吸收检测法(DXA)

【临床意义】

DXA 骨密度检测是临床和科研最常用的骨密度测量方法,可用于骨质疏松症的诊断、骨折风险性预测和药物疗效评估,也是流行病学研究常用的骨量评估方法。

【检测方法】

其主要测量部位是中轴骨,包括:腰椎和股骨近端,如果上述部位无法进行检测,或对于患有甲状旁腺功能亢进症以及接受雄激素剥夺治疗的前列腺癌等患者,可以取非优势侧桡骨远端 1/3 处作为测量部位。

【结果判断】

DXA 测量的骨密度通常需要转换为 T 值,T 值=(骨密度的实测值—同种族同性别正常青年人峰值骨密度)/同种族同性别正常青年人峰值骨密度的标准差。对于绝经后女性、50 岁及以上男性,建议参照 WHO 推荐的诊断标准。推荐使用骨密度 DXA 测量的中轴骨(腰椎 1～4、股骨颈或全髋部)骨密度或桡骨远端 1/3 处骨密度的 T 值≤ -2.5 为骨质疏松症的诊断标准。对于儿童、绝经前女性和 50 岁以下男性,其骨密度水平的判断建议用同种族的 Z 值表示。Z 值＝(骨密度测定值-同种族同性别同龄人骨密度均值)/同种族同性别同龄人骨密度标准差。将 Z 值≤-2.0 视为"低于同年龄段预期范围"或低骨量。

【注意事项】

DXA 正位腰椎测量感兴趣区包括腰椎 1～4及其后方的附件结构,故其测量结果受腰椎的退行性改变(如椎体和椎小关节的骨质增生、硬化等)和腹主动脉钙化等影响。DXA 诊断标准应该采用中国人群的数据库进行计算。建议对不同品牌 DXA 仪器检测数据进行换算,获得标准化骨密度和 T 值。

基于 DXA 测定骨密度的分类标准

诊断	T 值
正常	T 值≥-1.0
骨量减少	-2.5<T 值<-1.0
骨质疏松	T 值≤-2.5
严重骨质疏松	T 值≤-2.5+脆性骨折

2. 定量计算机断层照相术检测法(QCT)

【临床意义】

可分别测量松质骨和皮质骨的体积密度,可敏感反映骨质疏松症早期松质骨的丢失状况。

【检测方法】

在 CT 设备上,应用已知密度体模(phantom)和相应测量分析软件检测骨密度,通常测量腰椎和/或股骨近端的松质骨骨密度。QCT 测量多数在临床 CT 数据基础上进行分析,与临床 CT 扫描结合使用。

【结果判断】

美国放射学会(ACR)提出,椎体 QCT 骨密度低于 80 mg/cm^3、$80 \sim 120 \text{ mg/cm}^3$ 和高于 120 mg/cm^3 分别相当于 WHO 推荐骨质疏松症诊断标准中的骨质疏松、骨量减少和骨量正常。

【注意事项】

QCT 检测骨密度更为准确,但国际上尚未建立统一的 QCT 诊断标准。QCT 用于骨质疏松症药物疗效的评估以及预测骨质疏松性骨折的发生风险等,尚需进一步研究。对需要行 QCT 测量的受检者,其检测结果可参照 ACR 建议或相关国内外研究进行评估。

3. 外周双能 X 线吸收仪检测法(pDXA)

【临床意义】

仅用于骨质疏松风险人群的筛查和骨质疏松

性骨折的风险评估,尚不能用于骨质疏松症的诊断。

【检测方法】

采用 X 线进行骨密度测量,测量部位主要是桡骨远端、跟骨、指骨和胫骨远端等,主要反映的是皮质骨骨密度。

【结果判断】

参考 1994 年 WHO 提出的骨质疏松诊断标准,对于绝经后女性、50 岁及以上男性,用 T 值判断。对于儿童、绝经前女性和 50 岁以下男性,其骨密度水平的判断建议用 Z 值。

【注意事项】

外周骨密度测量尚不能用于骨质疏松症的诊断,仅用于骨质疏松风险人群的筛查和骨质疏松性骨折的风险评估。

4. 单能 X 线骨密度检测法(SXA)

【临床意义】

用于骨质疏松风险人群的筛查和骨质疏松性骨折的风险评估,不用于骨质疏松症的诊断。

【检测方法】

采用 X 线测量外周部位骨密度。

【结果判断】

参考 1994 年 WHO 提出的骨质疏松诊断标准,对于绝经后女性、50 岁及以上男性,用 T 值判断。对于儿童、绝经前女性和 50 岁以下男性,其骨密度水平的判断建议用 Z 值。

【注意事项】

有一定的准确性,经济方便,照射时间短。缺点是不能检测中轴骨部位的骨密度。

5. 外周定量 CT 检测法(pQCT)

【临床意义】

反映皮质骨骨密度,可用于评估绝经后妇女髋部骨折的风险,可显示骨微结构及计算骨力学性能参数。

【检测方法】

在 CT 设备上测量外周骨密度(多为桡骨远端和胫骨)。

【结果判断】

因目前无诊断标准,尚不能用于骨质疏松的诊断及临床药物疗效判断。

6. 定量超声检测法(QUS)

【临床意义】

检测设备便携且无辐射,用于骨质疏松风险人群的筛查和骨质疏松性骨折的风险评估,但不能用于骨质疏松症的诊断和药物疗效评估。

【检测方法】

测量的主要是感兴趣区(包括软组织、骨组织、骨髓组织)结构对声波的反射和吸收所造成超声信号的衰减结果,通常测量部位为跟骨。

【结果判断】

用于骨质疏松筛查,不能用于疾病诊断,对于
QUS 筛查出的高危人群,建议进一步行 DXA 测量
骨密度。

四、 其他指标测定

1. 血清钙测定(Ca)

【临床意义】

血清钙主要分为总钙和游离钙,是反映钙稳
态的基本指标。血液中约 50％钙与白蛋白及球蛋
白结合,而未与蛋白质结合的钙称为游离钙。

【结果判断】

成人血清总钙正常值范围为 2.2~2.7 mmol/L,
游离钙正常水平为(1.18±0.05)mmol/L。

血钙增高见于甲状旁腺功能亢进症、维生素 D
中毒、甲状腺功能亢进症、多发性骨髓瘤、肿瘤骨
转移、阿狄森病、结节病等。

血钙降低见于甲状旁腺功能减退症、慢性肾
功能不全、佝偻病、软骨病、吸收不良性疾病、大量
输入柠檬酸盐抗凝等。

【注意事项】

血清总钙受白蛋白影响,结合钙受血 pH 影
响,游离钙能更准确地反映钙代谢状态。血钙异

常时,应考虑血清白蛋白、血液稀释或浓缩及其他因素的影响,并进行校正。

校正公式:血清总钙校正值(mmol/L)=血钙测量值(mmol/L)+0.02×[40-血清白蛋白浓度(g/L)]。

2. 血清磷测定(P)

【临床意义】

磷是多种组织和骨骼的重要组成成分。血磷主要指以磷酸盐形式存在,无机磷约12%与蛋白结合,不能从肾小球滤过。磷在体内具有重要生理作用,与骨转换和骨骼矿化密切相关。

【结果判断】

血磷正常范围与年龄相关,成人:0.84～1.45mmol/L(2.6～4.5 mg/dL),儿童较高,为1.29～2.26mmol/L(4～7 mg/dL)。

血磷浓度升高见于肾功能衰竭、甲状旁腺功能减退症、恶性肿瘤、肢端肥大症、骨骼快速丢失等。

血磷减低见于甲状旁腺功能亢进症、维生素D缺乏、低血磷性佝偻病或骨软化症、范科尼综合征、肾小管性酸中毒或其他肾小管疾病等。

【注意事项】

血磷受饮食影响。

3. 尿钙(UCa)

【临床意义】

临床上常用 24 小时尿钙排出量或尿钙/肌酐比值反映尿钙排泄水平。

【结果判断】

通常 24 小时尿钙排出量>7.5 mmol(300 mg)为高尿钙症;低尿钙症的判断需考虑钙摄入量、尿钙排出量和血钙水平等因素,目前尚无公认标准。

引起尿钙增加的常见原因包括钙摄入过多、骨吸收加快等疾病(如甲状旁腺功能亢进症、库欣综合征、甲状腺功能亢进症、肾小管酸中毒、肿瘤骨转移或恶性骨肿瘤等)、长期制动、慢性代谢性酸中毒、维生素 D 过量或中毒、结节病等。

引起尿钙减少的主要原因有维生素 D 缺乏、代谢性碱中毒、佝偻病、骨软化症等。

4. 尿磷(UP)

【临床意义】

临床上常用 24 小时尿磷排出量、尿磷/肌酐比值反映尿磷排泄水平。

【结果判断】

正常情况下尿磷阈值为 0.87～1.32 mmol/L。若低磷血症患者的尿磷水平无减少,即提示不适当性尿磷排泄增加,多见于 PTH 分泌过多、成纤维细胞生长因子 23(FGF-23)水平升高、范可尼综合征、低血磷性佝偻病或骨软化症等。

【注意事项】

尿磷排出量受多种因素影响,主要包括来源于肠道、骨骼和软组织的磷含量、肾小球磷滤过率和肾小管磷重吸收率等。

5. 甲状旁腺激素(PTH)

【临床意义】

PTH在维持机体钙磷平衡,调节骨转换中发挥重要作用。PTH的靶器官主要是骨骼和肾脏,促使骨吸收增加、肾小管钙重吸收增加和磷重吸收减少,调节维生素D在肾脏的活化。

【检测方法】

PTH测量技术已发展三代,第一代已被淘汰。第二代技术可检测PTH 1～84和PTH 7～84片段,即临床上所指PTH或iPTH检测,第三代技术检测生物活性PTH 1～84,目前PTH检测主要用第二代或第三代技术。

【结果判断】

正常参考值:15～65 pg/mL。

PTH水平增高常见于原发性甲状旁腺功能亢进症、继发性甲状旁腺功能亢进症和三发性甲状旁腺功能亢进症、假性甲状旁腺功能减退症等。

PTH水平降低常见于甲状旁腺功能减退症和非甲状旁腺激素性高钙血症等。

【注意事项】

PTH水平受生理节律和进餐影响,推荐清晨空腹检测,临床上分析PTH浓度需结合血钙、尿钙、血磷和维生素D水平,并考虑年龄、肾功能等的影响。

6. 降钙素(CT)

【临床意义】

降钙素(CT)是重要的参与钙磷代谢调节的多肽类激素。其主要作用是降低破骨细胞的数量、抑制破骨细胞的活性,减少骨吸收;抑制小肠对钙离子的吸收,降低体内血钙浓度,使血液中游离钙离子向骨组织中沉积;抑制肾小管远端对钙磷的重吸收,增加尿钙排泄;还可直接作用于人成骨细胞,刺激成骨细胞增殖和分化。降钙素与甲状旁腺激素、$1,25(OH)_2D_3$ 共同维持人体内血钙的稳定。

【检测方法】

放射免疫分析法、免疫放射计量分析,或酶联免疫吸附法。

【结果判断】

CT升高见于:①甲状腺髓样癌,血降钙素水平明显升高;②产生降钙素的异位肿瘤(如支气管癌、胰腺癌、上额窦癌、前列腺癌、子宫癌、膀胱癌、乳腺癌、肺癌、肝癌及类癌等);③原发性甲亢可轻度增高;④慢性肾病可高达(269 ± 51)ng/L;

⑤原发性甲状旁腺减退;⑥肢端肥大症降钙素可轻度增高;⑦其他如恶性贫血、高钙血症、脑膜炎、胰腺炎等,某些内分泌激素如胰高血糖素和胃泌素升高等。

CT减低见于重度甲状腺功能亢进、甲状腺手术切除等。

【注意事项】

非特异性升高见于肾功能衰竭,其他癌肿,如肺癌、胰岛 β 细胞癌、类癌等。

7. 血清维生素 D

【临床意义】

维生素 D 主要包括维生素 D_2 和维生素 D_3,属类固醇激素。维生素 D 既是必需营养素,其代谢产物 $1,25(OH)_2D$ 又是内分泌激素。维生素 D 是骨骼牙齿健康所必需,主要生理作用为调节钙磷代谢和骨基质矿化。维生素 D 促进小肠和肾脏近曲小管对钙、磷的吸收。

【检测方法】

具有生理活性的 $1,25(OH)_2D$ 血浓度仅为 $25(OH)D$ 的千分之一,半衰期短,不易检测,常用放射免疫法测定,仅应用于某些代谢性骨病的鉴别诊断。高效液相法是测定血清 $25(OH)D$ 浓度的金标准,但耗时且费用高,难以广泛应用。目前最常用的 $25(OH)D$ 检测方法是电化学发光法或免疫测定法。

【结果判断】

多国指南建议 25(OH)D 浓度＜20 ng/mL 为维生素 D 缺乏；21～29 ng/mL 为维生素 D 不足；≥30 ng/mL 为维生素 D 充足。

【注意事项】

血清 25(OH)D 水平受日照、地理位置、季节等因素影响。

五、 其他临床应用

1. BTMs 临床应用

β - CTX、b - ALP、P1NP 或 OC 等单个指标升高与女性骨折风险相关。具有高水平 BTMs 的中国女性发展为骨质疏松或骨量减少风险增加，BTMs 升高的女性有更高的皮质孔隙率、更薄的骨皮质和更高骨折率，男性 70 岁以后较高的 BTMs 水平与胫骨和桡骨皮质骨厚度和骨密度降低相关。

BTMs 在骨质疏松症的鉴别诊断中具有重要意义。原发性骨质疏松症患者，除近期发生骨折，BTMs 通常在正常范围或轻度升高。如患者 BTMs 显著升高，超过正常上限的两倍，常提示患者可能存在继发性骨质疏松症或其他代谢性骨病、炎症性骨病或肿瘤性骨病等情况，要注意完善鉴别诊断。

BTMs 的变化能够反映早期药物疗效,建议在使用抗骨质疏松症药物前测量 BTMs 的基线水平,在药物治疗后 3～6 个月,再次测量患者 BTMs 水平,判断患者对药物治疗的反应以及治疗的依从性,以调整治疗方案。此后可每 6 个月至 12 个月测量 BTMs 水平。建议在骨质疏松药物治疗过程中,采用相同测量方法评估相同 BTMs 的动态改变。

2. 骨活检及骨组织形态计量学分析

【临床意义】

可从形态学上揭示骨组织的生理病理功能改变,还可对皮质骨和松质骨进行定量分析、提供与 BMD 测定和 Micro CT 测定类似的静态实验结果;更能观察成骨细胞的骨形成功能水平、分析骨骼矿化、软化或硬化的情况,进一步反映骨组织发生静态变化的相关机制,为临床治疗和评价药物作用提供更为明确的实验和理论依据。骨组织形态计量学是目前评价骨转换与骨矿化最常用且有效的实验手段。

【检测方法】

对骨组织活检得到的骨标本进行荧光标记,脱水、不进行脱钙,切片制片后,借助计算机及数据处理系统、显微镜及显微成像系统,得到三维形态,进行准确定量及形态结构分析。

【结果判断】

将松质骨测量静态参数经过相应公式计算得到三维参数,用于分析骨量、骨结构、骨形成和骨吸收,进一步通过动态参数指标反映成骨细胞/破骨细胞数量、活性以及骨形成/骨吸收的数量或活跃程度、骨转化情况等动态信息。

(刘连勇　张莉芝)

第八章

下丘脑-垂体疾病

垂体是人体重要的内分泌腺之一,分前叶和后叶两部分。垂体前叶即腺垂体,主要分泌促肾上腺皮质激素(ACTH)、促甲状腺激素(TSH)、卵泡刺激素(FSH)、促黄体生成素(LH)、生长激素(GH)及泌乳素(PRL)等,作用于靶腺,调节靶腺激素分泌,而腺垂体激素分泌受下丘脑激素及靶腺激素的调节。垂体后叶即神经垂体储存并释放下丘脑分泌的抗利尿激素(ADH)、催产素。下丘脑-垂体疾病导致的功能异常主要包括激素过多(功能亢进)和激素缺乏(功能减退)两大类,下丘脑-垂体激素检测及功能试验是衡量下丘脑-垂体功能的重要手段。

一、下丘脑-垂体激素检测

1. 促肾上腺皮质激素(ACTH)

【临床意义】

ACTH 由垂体前叶 ACTH 细胞合成及分泌并

受多种因素调节,下丘脑促肾上腺皮质激素释放激素(CRH)及 AVP 促进 ACTH 分泌,而糖皮质激素则负反馈抑制 ACTH 分泌。此外,应激如低血糖、精神刺激、创伤等亦可刺激 CRH、ACTH 分泌。

血浆 ACTH 半衰期短(5~15 min),且呈脉冲式分泌、具有昼夜节律性,因此基础血浆 ACTH 检测不能作为垂体 ACTH 储备功能的可靠指标。

【检测方法】

ACTH 室温下不稳定,易被血浆蛋白酶裂解,因此需用预冷的 EDTA 试管收集血样并保持冰浴立即送检。应激会促进 ACTH 分泌,因此,应通过留置针采集血样,且最好不要在患者适应新环境前的住院第一晚睡醒后采血。

评估肾上腺皮质功能减退症患者时,应尽量在晨 8~9 点采血,此时血浆 ACTH 和血清皮质醇浓度通常处于峰值。此外,应在服用氢化可的松后至少 8~24 小时进行检测。

【结果判断】

晨 8 点血浆 ACTH 正常值一般为 10~65 pg/mL(2~14 pmol/L),然而不同检测方法检测效能有所差异。

确诊库欣综合征的患者中,如 8~9 点血浆 ACTH<10 pg/mL(2 pmol/L)则提示为 ACTH 非依赖性库欣综合征;如 ACTH > 20 pg/mL(4 pmol/L)则提示为 ACTH 依赖性库欣综合征,ACTH>200 pg/mL(40 pmol/L)需高度警惕异位

ACTH 综合征。ACTH 浓度为 $10\sim20\,\mathrm{pg/mL}$($2\sim4\,\mathrm{pmol/L}$)时,建议进行 CRH 兴奋试验。对明确 ACTH 依赖性库欣综合征患者,可通过双侧岩下窦采血或 CRH 兴奋试验、DDAVP 兴奋试验等鉴别库欣病和异位 ACTH 综合征。

确诊皮质醇缺乏的患者中,血浆 ACTH 浓度高于参考范围上限提示原发性肾上腺皮质功能减退,此时皮质醇生成不足,其介导的负反馈抑制消失,导致 ACTH 分泌增加,清晨血浆 ACTH 浓度通常超过参考范围上限的 2 倍,有时可达 $4\,000\,\mathrm{pg/mL}$($880\,\mathrm{pmol/L}$),甚至更高。ACTH 水平低于参考范围或参考范围内,提示中枢性肾上腺皮质功能减退症,即垂体性或下丘脑病变所致。此外,可通过 CRH 刺激试验进一步行定位诊断。

2. 卵泡刺激素(FSH)

【临床意义】

卵泡刺激素(FSH)为一种糖蛋白,与 LH 一样,FSH 分为 α 和 β 两条肽链,二者的 α 链氨基酸组成和序列相同,β 链氨基酸排列不同,故二者生物活性的特异性在 β 链。FSH 分子量 $30\,000\sim36\,000$,每日分泌量约为 $20\,\mathrm{IU}\sim50\,\mathrm{IU}$,在血中与 α_2 和 β 球蛋白结合。在女性,FSH 的主要生理作用是促进卵泡成熟和分泌雌激素,在男性则作用于睾丸曲细精管上皮的生精细胞和支持细胞,促进精子生成,故又称为精子生成素。FSH 的分泌受下丘脑 GnRH 和靶腺的双重调节。

【检测方法】

本实验取晨空腹静脉血 4 mL(不加抗凝剂)送检。在女性需要注明末次月经时间,以了解取血时患者所处的月经周期时相。

【结果判断】

FSH 升高可见于以下情况:①原发性性腺功能低下或性腺发育不良;②真性性早熟;③垂体FSH 腺瘤:很少见,在垂体瘤中仅占 1%,其 FSH明显升高;④女性阉人症:女性第二性征不发育,原发闭经,无女性体态,内外生殖器呈幼儿型,骨龄延迟,阴道涂片显示缺乏雌激素的刺激,FSH 明显升高;⑤Turner 综合征:染色体数目异常,核型为 45XO,内外生殖器呈幼稚型,不出现副性征,原发闭经,身材矮小,可有颈蹼,肘外翻,盾状胸,FSH升高;⑥其他:Klinefelter 综合征、Del Castillo 综合征、Bonnvie-Ullrich 综合征、17α-羟化酶缺乏综合征及 $20,22$-碳链酶缺乏综合征均可使 FSH 升高。

FSH 降低可见于继发性性腺功能低下症、假性性早熟、多囊卵巢综合征及单纯性 FSH 缺乏综合征。单纯性 FSH 缺乏综合征很少见,患者 FSH降低而垂体分泌的其他激素正常。

3. 促黄体生成素(LH)

【临床意义】

促黄体生成素(LH)是一种糖蛋白,由 α 链和

β链组成,分子量约 26 000,在循环中与 α₂ 和 β 球蛋白结合。在女性,LH 的生理作用是与 FSH 一同,促进卵泡成熟,雌激素的合成和分泌,排卵和黄体生成,以及促进黄体分泌孕激素和雌激素。在男性,LH 主要是促进睾丸间质细胞增生,促进睾酮的合成和分泌。LH 的分泌主要受下丘脑 GnRH 的调节和月经周期的影响。其分泌有昼夜波动,但无明显的周期节律,故有主张多次采血测定。

【检测方法】

测定 LH 的方法有 RIA、IRMA、ELISA 和 ICMA(免疫化学发光分析)。以 RIA 应用最普遍,其测定原理与 ACTH 放免测定的基本原理相同。

【结果判断】

各家报告的正常值略有差异。人在不同发育阶段 LH 的水平不同,成年后比青春期前高,女性月经周期的不同时相 LH 水平不同,取血时所处的 LH 分泌波动对 LH 的测定值亦有影响,女性更年期 LH 明显升高。

(1) LH 升高

原发性性腺功能低下或性腺发育不良:如先天性睾丸发育不全(Klinefelter's syndrome)、各种原因所致的后天性睾丸功能障碍及卵巢性侏儒等病时,由于卵巢或睾丸功能低下,雌、雄激素分泌不足,对垂体分泌 LH 的反馈抑制减弱而致 LH 水平的增高。

真性性早熟:由于下丘脑-垂体-性腺轴的功

能提前发动,男性在 9 岁以前,女性 8 岁以前出现青春期发育,其 LH 可达成人水平。

多囊卵巢综合征:目前认为系下丘脑-垂体-卵巢轴的协调功能障碍,导致雄性激素水平升高及长期不排卵,患者 LH 明显增高,LH/FSH 比值>2 为诊断本病的依据之一。

垂体 LH 瘤:本病少见,其 LH 明显升高,可>200 IU/L。

17α-羟化酶缺乏综合征:由于 17α-羟化酶缺乏,患者雄激素、雌激素和糖皮质激素明显减少,对垂体的负反馈减弱,使垂体分泌 LH/ACTH 及 FSH 增多。

20,22-碳链酶缺乏综合征:由于该酶缺乏,胆固醇不能转化为孕烯酮和合成性激素、糖皮质激素及盐皮质激素,致血中 LH、FSH 及 ACTH 均升高。

其他:LH 升高还可见于肾功能不全、肝硬化、放射性照射、脊柱损伤、镰状细胞贫血、先天性无生物活性 LH 等。

(2) LH 降低

各种原因所致垂体病变,如分娩时失血过多、手术损伤、放射性照射、感染、肿瘤、梗死、创伤、自身免疫性垂体炎、组织细胞增生病等均可使分泌 LH 减少从而继发性腺功能减退。

假性性早熟:本病由内源性或外源性激素过多而致性征发育显著提早。患者性激素虽达到青春期水平,但 LH 及 FSH 减低。

孤立性 LH 缺乏综合征,本病系先天性 LH 分泌不足或缺乏所致性腺功能低下,男性第二性征发育障碍,类似无睾症,但精子生成,可生育,女性不排卵。

其他:LH 水平降低还可见于 Kallman's 综合征、Prader-Will 综合征、血色病、肉芽肿病、广泛烧伤、高泌乳素血症、库欣综合征及某些严重系统性疾病。

4. 促甲状腺激素(TSH)

详见第六章。

5. 生长激素(GH)

【临床意义】

人生长激素(hGH)是由 191 个氨基酸组成,分子量约 22 000。不同种类动物生长激素的化学结构与免疫性质有较大差别。GH 的分泌呈脉冲式,每 1～4 小时出现一次波峰。低血糖对 GH 的分泌具有很强的刺激作用,血中氨基酸与脂肪酸增多可使 GH 分泌增加。此外,运动、应激、甲状腺激素、雌激素与睾酮均能促进 GH 的分泌。

【检测方法】

国内目前应用最多的为放射免疫分析,但近年发展起来的免疫化学发光方法分析进一步提高了测定的灵敏度。

【结果判断】

基础状态下血浆 GH 正常范围为 0～5 ng/mL。测得基础值为 0 时(0 ng/mL)尚不能视为 GH 分泌不足,必须作 GHRH 兴奋试验、胰岛素低血糖试验或精氨酸兴奋试验,如仍低于 5.0 ng/mL 才能判断为 GH 分泌不足。

(1) GH 增高

垂体瘤:垂体的嗜酸细胞腺瘤或混合瘤,因瘤细胞分泌大量 GH 使血中水平明显增高(可超过 10 ng/mL)且不能被葡萄糖所抑制,手术摘除肿瘤后,GH 很快开始下降。

巨人症及肢端肥大症:因垂体生长激素细胞增生、腺瘤或腺癌等原因,使 GH 分泌增多,血中浓度常超过 10 ng/mL。

低血糖:各种原因所致的低血糖均可使 GH 分泌增加,一旦去除原因,血糖恢复正常后,GH 可降至正常范围。

Laron 侏儒:表现与垂体性侏儒相似,但血中 GH 水平增高或正常,对生长激素不敏感。

异位生长激素或 GHRH 综合征:近年发现某些垂体外的恶性肿瘤,如胰腺癌、盲肠癌、肠及支气管癌等,可分泌生长激素或生长激素释放激素,使血中 GH 水平增高。

其他:某些药物如 TRH、胰岛素、精氨酸、多巴胺、烟酰胺、高血糖素、雌激素、消炎痛、前列腺素、β-阻滞剂、乙酰胆碱及五羟色胺等均可使 GH 升高。

（2）GH 降低

生长激素缺乏性侏儒症：又称垂体性侏儒症，由于儿童期 GH 缺乏而导致生长发育障碍。患者可表现为单一性 GH 缺乏，也可伴有腺垂体其他激素缺乏。其基础 GH 值明显低于正常水平，兴奋试验后 GH 亦不超过 5 ng/mL。部分患者基础 GH 水平可在正常范围内，但兴奋试验表现出 GH 分泌不足。

腺垂体功能减退症：本病由垂体本身、下丘脑病变或门静脉系统障碍导致垂体激素缺乏。患者 GH 水平降低，且常伴有 PRL、TSH、ACTH 等水平的降低。

其他：心理社会性侏儒患者生长迟缓，GH 水平降低。

6. 胰岛素样生长因子 1(IGF - 1)

【临床意义】

胰岛素样生长因子 1(IGF - 1)系 70 个氨基酸组成的单链多肽，主要在肝脏以及其他的器官组织合成，分子量 7 640，分子结构与胰岛素原相似，对所有组织均具有胰岛素样活性。合成的 IGF - 1 不在肝脏贮存，而是释放入血，在血清中需与高分子量运载蛋白结合而运输，后者能使血液中 IGF - 1 的半衰期大大延长，水平相对恒定。

IGF - 1 最基本的功能在于传递生长激素促进生长的作用。血中 IGF - 1 水平主要受 GH 的调

节,生长激素过多时 IGF-1 升高。同时,IGF-1
对 GH 的释放有负反馈抑制作用,它能刺激 GHIH
释放,从而抑制 GH 的分泌,亦可直接作用于垂体
抑制 GH 分泌。

【检测方法】

IGF-1 的测定方法有竞争性蛋白结合分析、
放射受体分析及生物分析方法。其中,以放射免
疫分析应用较多。

【结果判断】

不同实验室报道的正常范围有较大差异,不
同年龄和性别组 IGF-1 水平亦不相同,出生时
IGF-1 水平最低,婴儿期及儿童期逐渐升高,青春
期达高峰,成人后逐渐降低。在青春期及成人,女
性 IGF-1 略高于男性。

IGF-1 正常值(nmol/L)

年龄组 (岁)	男性		女性	
	平均值	范围	平均值	范围
1 月～1.99	7.55	4.32～13.18	7.35	3.42～15.79
2.00～5.99	12.27	5.70～26.40	11.10	4.43～27.85
6.00～8.00	15.56	6.39～36.13	11.89	6.01～23.51
8.01～10.00	15.34	5.92～39.75	17.29	9.16～32.64
10.01～13.99	21.90	8.65～55.46	32.15	9.30～111.10
14.00～18.00	42.84	17.33～105.83	42.68	12.94～140.80
成年人	27.55	9.09～46.01	30.03	11.63～48.43

IGF-1增高见于:①肢端肥大症和巨人症:患者 IGF-1明显升高,并可作为疾病严重程度的指标;②其他:高泌乳素血症、妊娠及应用雌激素均可使 IGF-1增高。

IGF-1降低见于垂体性侏儒症及垂体功能减退。在营养不良、禁食及甲状腺功能减退时IGF-1亦可降低。

7. 泌乳素(PRL)

【临床意义】

泌乳素(PRL)作用很广泛,其主要的生理功能包括:①引起并维持泌乳,对乳腺的发育也有一定作用;②对卵巢激素的合成、黄体生成有一定作用,男性在睾酮存在情况下,PRL促进前列腺及精囊腺的生长,增强 LH 对间质细胞的作用,使睾酮合成增加;③研究提示 PRL 可能与肺的发育成熟有关。

PRL的分泌受下丘脑 PRF 与 PIF 的双重调节,前者促进 PRL 分泌,而后者则抑制分泌。应激状态下,血中 PRL 浓度增高。

【检测方法】

PRL的测定方法有免疫分析、受体分析及生物分析法。国内目前应用较广泛的是放射免疫分析。

【结果判断】

血清 PRL 基础值>30 ng/mL 称为高泌乳素血症。

泌乳素瘤:是病理性 PRL 升高最常见的原因,

由垂体肿瘤本身分泌 PRL 增多所致,患者血清 PRL 常>200 ng/mL,对于血清 PRL>100 ng/mL 者亦应高度怀疑本病。

原发性甲减:原发性甲减患者可出现高泌乳素血症。一般说来,高 PRL 血症通常发生在病情严重且持续时间较长的甲减患者。甲减治疗后,PRL 的恢复往往先于甲减症状和甲状腺功能的改善。

下丘脑及垂体病变:下丘脑及垂体病变都可使血中 PRL 升高,如下丘脑损伤、肿瘤、肉芽肿疾病和头颅部照射、肢端肥大症、库欣病、垂体柄损伤、空蝶鞍综合征和其他无功能的肿瘤都可引起高 PRL 血症。

原发性性腺功能减退:原发性性腺功能减退者 PRL 可升高 2~3 倍。闭经患者 13%~23% 有高 PRL 血症、男性阳痿患者中高 PRL 血症者约占 8% 左右。

男性乳房发育:高 PRL 血症是引起男性乳房发育的原因之一。

肾功不全:肾功不全患者 PRL 升高,可能与肾脏对 PRL 的代谢清除减少有关。

异位 PRL 分泌综合征:某些肿瘤如燕麦细胞肺癌、支气管癌及泌尿系统肿瘤可分泌 PRL。

药物:服用某些药物如 H_2 受体阻滞剂、利血平、三环类抗抑郁药、雌激素、甲氧氯普胺、氯丙嗪等亦可使 PRL 分泌增高。

其他:女性特殊生理期(妊娠、哺乳期)、肝脏疾患、肾上腺皮质功能减退、带状疱疹、胸壁创伤、结核、运动、低血糖、脱水、嗜酸性肉芽肿、结节病及应激状态时,PRL 都可升高。

PRL 降低见于:①垂体前叶功能减退:由于分泌 PRL 细胞功能障碍,使 PRL 分泌减少。②其他:原发性不孕症、功能性子宫出血及应用某些药物如溴隐亭、多巴胺、去甲肾上腺素及降钙素等药物也可使 PRL 降低。

8. 抗利尿激素(ADH)

【临床意义】

抗利尿激素(ADH)为下丘脑的视上核合成的一种九肽物质,经视上核-垂体束运输至神经垂体贮存,机体需要时经细胞分泌作用而释放入血循环。人 ADH 的内分泌量为 35～70 ng/d,生物半衰期约 1 min,主要被肾脏和肝脏清除灭活。

【检测方法】

放射免疫分析是测定 ADH 的主要方法。ADH 测定中标本制备过程较复杂,而且放射免疫分析测定过程长,但目前尚无其他更好的检测方法可以取而代之。

【结果判断】

正常人血浆 ADH 为 2.3～7.4 pmol/L。

(1) ADH 减低或缺乏

尿崩症:由于下丘脑-神经垂体部位的病变或不明原因引起 ADH 减少或缺乏。根据 ADH 缺乏

的程度,分为完全性尿崩症和部分性尿崩症,前者
ADH 完全或重度缺乏,后者体内尚有一定量的
ADH 分泌。

其他:某些药物如苯妥英钠、可乐定、氯丙嗪
等可抑制 ADH 释放,使血浆 ADH 降低。

(2) ADH 升高

抗利尿激素分泌失调综合征:由于各种原因,
如某些肿瘤、肺部感染、中枢神经病变及应用某些
药物,可使内源性抗利尿激素持续分泌,血浆 ADH
增高。

肾性尿崩症:是一种遗传性疾病,其肾小管对
ADH 不敏感,临床表现与尿崩症极其相似,但血
ADH 升高或正常。

慢性肾功能不全:由于肾脏对 ADH 的代谢清
除减少,患者血浆 ADH 较正常人增高。

其他:心功能不全时,ADH 释放增多,血浆
ADH 增高。肝硬化患者血浆 ADH 亦增高。

二、 下丘脑-垂体疾病功能试验

1. 促肾上腺皮质激素释放激素(CRH)兴奋试验

【临床意义】

库欣综合征定位诊断,主要用于鉴别 ACTH

依赖性库欣综合征的病因（库欣病和异位 ACTH 综合征）；肾上腺皮质功能不全定位诊断。

CRH 刺激垂体 ACTH 合成和释放，进而促进肾上腺皮质醇合成和分泌。垂体 ACTH 腺瘤患者给予外源性 CRH 可导致 ACTH、皮质醇分泌增多，而肾上腺性库欣病患者皮质醇呈自分泌，不受 CRH - ACTH 调节，因此皮质醇无显著升高，异位 ACTH 综合征患者 ACTH 分泌不受 CRH 调节，注射 CRH 后皮质醇、ACTH 无明显升高。此外，下丘脑病变所致三发性肾上腺皮质功能减退患者注射 CRH 后 ACTH 及皮质醇均升高，垂体病变所致继发性肾上腺皮质功能减退患者则 ACTH、皮质醇均无反应，而原发性肾上腺皮质功能减退患 ACTH 升高、皮质醇无明显变化。

【检测方法】

静脉注射 CRH 1 μg/千克体重或 100 μg（溶于 5 mL 生理盐水并 30 秒内注射完），分别于注射前（0 min）和注射后 5 min、10 min、15 min、30 min、45 min、60 min、90 min、120 min 取血测定 ACTH 和皮质醇水平。

【结果判断】

阳性反应：ACTH 峰值在注射后 15～30 分钟出现，较基础升高 35%～50%；皮质醇峰值在 30～60 分钟后，较基础值升高 14%～20%。

库欣病患者呈阳性反应，ACTH、皮质醇均升高；库欣综合征、异位 ACTH 综合征患者皮质醇

ACTH 和皮质醇水平不升高;下丘脑病变所致三发性肾上腺皮质功能减退患者 ACTH 皮质醇均升高,垂体病变所致继发性肾上腺皮质功能减退患者则 ACTH、皮质醇均无反应,而原发性肾上腺皮质功能减退患者 ACTH 升高、皮质醇无明显变化。

【注意事项】

肝素可改变 CRH 作用,不应通过肝素化静脉采血通道注射 CRH。

2. 去氨加压素(DDAVP)兴奋试验

【临床意义】

用于 ACTH 依赖性库欣综合征病因鉴别(库欣病和异位 ACTH 综合征)。

精氨酸加压素(AVP)通过激活 ACTH 细胞的精氨酸加压素受体 1b(又称 V3 受体),促进 ACTH 分泌,因此,AVP 及其类似物可替代 CRH 用于皮质醇增多症的鉴别诊断。去氨加压素(1-去氨基-8-D-AVP,DDAVP)由于血管收缩作用较弱、不良反应小且临床易于获得,因此 DDAVP 兴奋试验常用于替代 CRH 兴奋试验。

【检测方法】

试验通常在清晨空腹进行;试验前 30 min 建立静脉通路,静脉注射 10 μgDDAVP,分别在给药前(0 min)、给药后 15 min、30 min、45 min、60 min、120 min 采血测血浆 ACTH 和血清皮质醇。

【结果判断】

注射 DDAVP 后血皮质醇升高≥20％，ACTH 升高≥35％则判断为阳性。库欣病呈阳性反应，异位 ACTH 综合征呈阴性反应，但结果有重叠，诊断特异性＜100％。

【注意事项】

注射 DDAVP 后可能发生有症状的低钠血症，注意监测电解质，必要时注射后 12 小时内限制液体摄入量。

3. 双侧岩下窦静脉采血(BIPSS)

【临床意义】

鉴别 ACTH 依赖性库欣综合征的病因(库欣病与异位 ACTH 综合征)，另外，对垂体微腺瘤的左右侧定位具有一定意义。

库欣病患者 ACTH 由垂体腺瘤分泌，岩下窦静脉血中 ACTH 水平显著高于外周血，而异位 ACTH 综合征患者 ACTH 来源于垂体外组织，因而岩下窦血中 ACTH 水平较低。因此，当 ACTH 依赖性库欣综合征患者如临床、生化、影像学检查结果不一致或难以鉴别时，通过测定岩下窦静脉血及同步外周血中ACTH 水平可判定 ACTH 来源。

【检测方法】

完善血常规、凝血功能、肝肾功能、HIV、肝炎、梅毒等术前检查，排除手术禁忌。准备 EDTA 采血管，标注检验项目(ACTH 或 PRL)、采血部位

（左侧/右侧岩下窦、外周血）及时间（0 min、5 min、10 min），标号后放置于冰盒中预冷。

经股静脉、下腔静脉插管至双侧岩下窦后，可应用数字减影血管成像术证实插管位置是否正确和岩下窦解剖结构是否正常。

插管成功后先采取外周血、左右岩下窦血，测定基础（0 min）ACTH、PRL。

生理盐水 40 mL＋去氨加压素 10 μg 缓慢静推，分别于 5 min、10 min 后采左右岩下窦静脉及外周静脉血测 ACTH、PRL。

拔出导管，局部压迫止血 5～10 分钟，术后双下肢制动 2 小时。

【结果判断】

基础岩下窦静脉血与外周血 PRL 比值＞1.8 提示插管成功。

基础岩下窦静脉血与外周血 ACTH 比值≥2 或 DDAVP 刺激后≥3 则提示库欣病，反之则为异位 ACTH 综合征。

【注意事项】

（1）BIPSS 是创伤性介入检查，建议在经验丰富的医疗中心由有经验的放射介入科医师进行，并取得患者及家属知情同意。

（2）BIPSS 可能会出现严重并发症，如岩下窦血栓、脑干静脉损伤及出血、深静脉血栓等，术后应密切观察。

（3）术前应将各采血管准确标号，并置于冰盒中,采血结束后 ACTH 采血管应放置于冰盒内并立即送检。

（4）测定同步 PRL 有助于判定插管是否到位,并对插管不到位的情况进行矫正。

（5）如果垂体 MRI 发现垂体腺瘤直径＞6 mm,则无需再进行 BIPSS。

4. 促性腺激素释放激素(GnRH)兴奋试验

【临床意义】

中枢性性腺功能减退患者定位诊断(下丘脑性或垂体性)。

脉冲式给予 GnRH 可刺激垂体释放 FSF 及 LH,尤其是 LH 会升高数倍。通过垂体对 GnRH 反应进一步判断中枢性性腺功能减退病变部位并指导替代治疗。

【检测方法】

上午 8～10 点进行,可不空腹;留置静脉采血针,先取血测定基础(0 min) LH、FSH,戈那瑞林 100 μg＋生理盐水 5 mL 经另一静脉通路推注,分别于注射后 15 min、30 min、60 min、90 min 和 120 min 采血测定 LH 及 FSH。单次注射后反应差者,可采取延长试验:每日注射戈那瑞林 100 μg,连续 3～5 天,于最后一次注射 0 min、15 min、30 min、60 min、90 min 和 120 min 采血检测 LH 及 FSH。

【结果判断】

正常注射后 30～45 分钟出现峰值,LH 较基础升高 3～6 倍,FSH 升高 20%～50%。如病变在下丘脑,单次注射后 LH 升高,或单次注射反应差者在多次注射后 LH 升高提示病变在下丘脑,可予以 GnRH 替代治疗;如单次或多次注射后 LH 均不能相应升高则病变部位在垂体。

【注意事项】

各个采血管应明确标注采血时间;推注药物及采血需在不同侧肢体进行;对于病程较长的患者,由于垂体长期缺乏 GnRH 刺激,促性腺激素细胞减少,单次注射反应差,需进行多次注射。

5. 促甲状腺激素释放激素(TRH)兴奋试验

【临床意义】

HPT 轴功能判断;垂体 TSH 瘤与甲状腺激素抵抗综合征鉴别;高泌乳素血症原因鉴别。

TRH 能促进 TSH 的合成和释放,静脉注射 TRH 后,血清 TSH 升高,此试验可反映 TSH 的储备功能。另外,TRH 可促进垂体 PRL 分泌,而垂体泌乳素瘤不受 TRH 影响。

【检测方法】

清晨静息状态下静注 TRH 200～400 μg(用生理盐水 2 mL 稀释),分别于注射前(0 min)、注射后 15 min、30 min、60 min、90 min、120 min 抽血测 TSH 或 PRL。

【结果判断】

HPT 轴功能判断:正常人 TSH 高峰在 30 分

钟,峰值较基础值升高 5~25 mIU/L;原发性甲减患者 TSH 升高>25 mIU/L,呈过度反应或延迟反应;垂体性甲减呈低弱反应或无反应,TSH 升高幅度<5 mIU/L;下丘脑性甲减呈过度反应或延迟反应,病程长者最初对 TRH 兴奋试验可能呈低弱反应,加大 TRH 剂量后可呈延迟反应;垂体 TSH 腺瘤及甲状腺激素抵抗综合征患者基础 TSH 均升高,但由于 TSH 腺瘤 TSH 分泌呈自主性,因此 TSH 升高幅度小,甲状腺激素抵抗综合征患者呈过度反应。

高泌乳素原因鉴别:非瘤性高 PRL 血症患者峰值多出现在注射后 30 分钟,峰值/基值>3。PRL 瘤者峰值延迟,峰值/基值<1.5。

【注意事项】

雌激素、茶碱、左旋多巴等药物会影响腺垂体对 TRH 的反应,试验前应停服上述药物 1 个月;国内 TRH 不易获得,因此较少开展 TRH 兴奋试验。

6. 生长激素-高糖抑制试验(GH‐OGTT)

【临床意义】

判断 GH 是否高分泌,用于巨人症及指端肥大症诊断,垂体 GH 瘤治疗后疗效评估。

正常人给予糖负荷后,葡萄糖通过下丘脑的糖受体抑制 GHRH 的分泌并刺激 SS 的分泌,使血清 GH 水平下降。垂体 GH 瘤的 GH 呈自主分泌,不完全受下丘脑的调控,因而在糖负荷后不能显著下降。

【检测方法】

试验前空腹 8～10 小时,于早晨空腹静脉抽血测定 GH、葡萄糖,75 g 葡萄糖(如用含水葡萄糖则为 82.5 g)溶于 300 mL 温水,于 5 分钟内喝完,从喝第一口开始计时,分别于 30 min、60 min、120 min 取静脉血测定 GH 及葡萄糖水平。

【结果判断】

正常或肢端肥大症生化缓解者 GH 谷值<1 μg/L,GH 谷值≥1 μg/L 确诊肢端肥大症或生化未缓解。

【注意事项】

糖尿病患者 OGTT 可加重高血糖症状,可改为 100 g 馒头餐试验。由于运动可促进 GH 分泌,因此试验期间应尽量卧床,避免剧烈活动,以免影响结果。标本注明时间顺序并及时送检。

7. 阿托品抑制 GH 试验

【临床意义】

垂体 GH 瘤辅助诊断。

胆碱能阻断剂阿托品抑制下丘脑弓状核内乙酰胆碱的作用从而抑制 GHRH 的释放,使垂体 GH 分泌减少。垂体 GH 瘤 GH 分泌呈自主性,不受阿托品抑制。

【检测方法】

试验前空腹 8～10 小时,于早晨空腹静脉抽血测定 GH、葡萄糖；口服阿托品 0.6 mg，分别于 0 min、30 min、60 min 和 90 min 采血测 GH。患者血清 GH 高且服药后无明显下降，即不受阿托品抑制，支持垂体 GH 瘤。

【结果判断】

垂体 GH 瘤患者服药后的 GH 水平下降少于 50%。

【注意事项】

哮喘、青光眼患者禁用。

8. 胰岛素耐量试验(ITT)

【临床意义】

用于生长激素缺乏(GHD)及肾上腺皮质功能不全的诊断。

ITT 又称低血糖兴奋试验，静脉注射胰岛素诱发低血糖，低血糖可刺激 ACTH、皮质醇及 GH 分泌，进而判断垂体 GH 分泌功能、下丘脑-垂体-肾上腺储备功能。

【检测方法】

空腹 8~10 小时后保持卧位；一侧肢体留置静脉采血针，采血测 ACTH、皮质醇、GH、血糖；通过另一侧肢体静脉注射短效胰岛素+1 mL 生理盐水(短效胰岛素常用剂量为 0.1~0.15 IU/千克体重，肥胖、胰岛素抵抗者可用 0.15~0.3 IU/千克体重)，并用 100 mL 生理盐水继续静滴保持静脉通路；分别于注射胰岛素后 15 min、30 min、45 min、

60 min、90 min、120 min 采血测 ACTH、皮质醇、GH、血糖,同时用快速血糖仪测定血糖。血糖下降至 2.2 mmol/L 或有心悸、冷汗等低血糖症状提示低血糖诱发成功,予以进食纠正低血糖,必要时推注 50% 葡萄糖注射液 20 mL。如 45 分钟仍未诱发成功,则追加等量的胰岛素,并重新计时,于第二次注射后 15 min、30 min、45 min、60 min、90 min、120 min 采血测 ACTH、皮质醇、GH、血糖。无论是否诱发成功,应将所有血样送检。

【结果判断】

GH 峰值≤5 μg/L 提示生长激素缺乏;皮质醇峰值≤497 nmol/L(18 μg/dL)提示肾上腺皮质功能不全。

【注意事项】

癫痫、心脑血管疾病患者禁行 ITT;准备 100 g 碳水化合物主食、50% 葡萄糖 40 mL,试验全过程应有医护人员监护;试验可能诱发肾上腺皮质危象,应立即予以氢化可的松 100 mg 静滴;对于明确肾上腺皮质功能不全、甲状腺功能减退患者,试验前应替代达标。

9. 胰高血糖素激发试验(GST)

【临床意义】

用于 GHD 诊断。

给予胰高血糖素会引起一过性高血糖,进而刺激内源性胰岛素分泌,之后出现可控的低血糖,随后刺激 GH 分泌。其风险低于胰岛素诱导低血糖。

【检测方法】

清晨空腹 8～10 小时卧位状态；一侧肢体留置静脉采血针，采血测 GH、血糖；肌内注射胰高血糖素 1 mg(体重＞90 kg 者，剂量为 1.5 mg)，每 30 分钟抽血测定血糖、GH 水平，持续 4 小时。

【结果判断】

GH 分泌峰值随着 BMI 的增加而降低，因此推荐不同 BMI 人群采用不同的 GH 诊断切点：对 BMI＜25，或 BMI 25～30，且临床高度怀疑成人 GHD 患者，GH 峰值≤3 μg/L 诊断 GHD；对 BMI＞30，或 BMI 25～30，且临床低度怀疑时，GH 峰值≤1 μg/L 诊断 GHD。

【注意事项】

可能会发生迟发低血糖，应建议患者在试验完成后少食多餐。

10. 甲氧氯普胺(胃复安)/氯丙嗪兴奋试验

【临床意义】

高泌乳素血症病因鉴别，垂体泌乳素瘤辅助诊断。

甲氧氯普胺、氯丙嗪可通过阻断多巴胺受体作用而促进 PRL 分泌，但泌乳素瘤患者 PRL 分泌呈自主神性，不受多巴胺调节。

【检测方法】

上午空腹进行试验,静脉注射甲氧氯普胺 10 mg,或肌注或口服氯丙嗪 30 mg,分别于 0 min、30 min、60 min、90 min、120 min、180 min 采血测 PRL 水平。

【结果判断】

正常人及非 PRL 瘤性高 PRL 血症患者的峰值在 1~2 小时,峰值/基值>3。PRL 瘤无明显峰值出现或峰值延迟,但峰值/基值<3。

【注意事项】

已使用溴隐亭治疗的高泌乳素血症患者在兴奋试验前 3 天停用溴隐亭,以排除药物影响。

11. 溴隐亭抑制试验

【临床意义】

高泌乳素血症原因鉴别,垂体泌乳素瘤辅助诊断。

溴隐亭为多巴胺能受体激动剂,通过作用于垂体泌乳素细胞刺激 PRL 分泌。垂体泌乳素瘤患者 PRL 分泌呈自主性,不受多巴胺能调节,遂不能被抑制。

【检测方法】

服药当天晨 8 点(空腹)抽血测 PRL,夜间 10~11 点口服隐亭 2.5 mg,次晨 8 点(空腹)再抽血测 PRL。

【结果判断】

PRL 抑制率(%)=(服药前 PRL-服药后

PRL)/服药前 PRL×100。抑制率>50%支持非肿瘤性高 PRL 血症诊断;抑制率<50%符合垂体瘤性高 PRL 血症诊断。

【注意事项】

已使用溴隐亭治疗的高泌乳素血症患者试验前 3 天停用溴隐亭。

12. 左旋多巴试验

【临床意义】

用于高泌乳素血症原因鉴别,辅助垂体泌乳素瘤诊断;GHD 诊断。

左旋多巴(L-Dopa)为多巴胺前体物,经脱羟酶作用生成多巴胺,可抑制 PRL 分泌,并且刺激 GH 分泌。

【检测方法】

基础状态下口服左旋多巴 0.5 g,分别于服药前、服药后 60 min、120 min、180 min 和 6 h 抽血测 PRL 或 GH。

【结果判断】

正常人或非瘤性高 PRL 患者服药后 1~3 小时血 PRL 抑制到 4 $\mu g/L$ 以下或抑制率>50%,而 PRL 瘤不被抑制。

GH 峰值在 45~120 分钟出现,GH 峰值≤5 $\mu g/L$。

【注意事项】

用于判断 GHD 时,该试验应于餐后进行,口服左旋多巴前 20 分钟内运动可提高试验的反应性。

13. 禁水-加压试验

【临床意义】

鉴别原发性多饮、中枢性尿崩(完全性或部分性)、肾性尿崩。

正常人禁水后 ADH 分泌增加,使得尿量减少、尿液渗透压升高,进而维持血浆渗透压和血容量稳定。尿崩患者由于 ADH 缺乏或作用障碍,禁水后尿量减少及浓缩不明显,可出现血浆渗透压升高、体重下降,而中枢性尿崩患者进一步注射垂体后叶素可使尿量明显减少、尿比重及尿渗透压升高。肾性尿崩者由于 ADH 作用障碍,注射垂体后叶素不能使尿量减少,尿渗透压无明显升高。

【检测方法】

(1) 记录禁水试验前基础值:每小时尿量、尿比重、尿渗透压、血浆渗透压、血钠、体重、血压及心率。

(2) 开始禁水:开始禁水时间根据尿量决定,尿量较多者从当天晨 6 点开始,尿量较少者试验前夜 22 点开始禁水。

(3) 试验日晨 7 点排尽尿液,此后每小时排尿 1 次,每小时测体重、血压及心率,并记录尿量、测定尿比重、留取 10 mL 尿液送检尿渗透压。

(4) 平台期(尿量、尿比重连续 2 小时无变化,或体重下降 3％,或出现血压下降)采血送检电解质、血浆渗透压,随后注射去氨加压素 5 U 并即刻排尿 1 次,然后继续监测注射后每小时尿量、尿比重、尿渗透压、体重、血压、心率,连续 2 小时。

【结果判断】

正常人、原发性多饮患者禁水后尿量显著减少,体重、血压、心率无明显变化,尿渗透压明显升高,$>800 \ mOsm/kg \cdot H_2O$,注射垂体后叶素后尿渗透压升高$<9％$。

完全性中枢性尿崩和肾性尿崩患者禁水后尿渗透压无明显升高(通常小于 $300 \ mOsm/kg \cdot H_2O$),尿量无明显减少,伴有体重下降、血浆渗透压升高,而完全性中枢性尿崩患者注射垂体后叶素后尿渗透压升高明显,上升幅度$>50％$,肾性尿崩患者尿渗透压无明显上升。

部分性中枢性尿崩患者禁水后尿渗透压有一定程度上升,通常为 $300\sim800 \ mOsm/kg \cdot H_2O$,注射垂体后叶素后尿渗透压进一步升高,且升高幅度$>10％$。

【注意事项】

不限水情况下血钠$>155 \ mmol/L$提示渴感中枢受损,不宜禁水;肾功能不全、未控制的糖尿病或同时存在未纠正的肾上腺或甲状腺功能减退患者,不应行该试验。试验前应先行残余尿检查,残余尿阳性者应留置导尿管以准确记录尿量。

14. 高渗盐水试验

【临床意义】

用于鉴别中枢性及肾性尿崩。

正常人静滴高渗盐水后,血浆渗透压升高,兴奋下丘脑渗透压感受器,促使垂体 ADH 大量释放,进而尿量减少、尿比重增加。尿崩症患者由于 ADH 缺乏,滴注高渗盐水后,尿量不减少,尿比密不增加。尿崩患者由于 ADH 缺乏或作用障碍,静滴高渗盐水后尿量减少及浓缩不明显,可出现血浆渗透压升高。

【检测方法】

禁水 5～12 小时后 30 分钟内饮水 20 mL/kg 体重,同时保留导尿每 15 分钟收集尿液 1 次,分别测尿量和尿渗透压,连续 2 次以上尿量超过 5 mL/min 时开始以每分钟 0.25 mL/kg 速度静脉滴注 2.5% 氯化钠溶液,共 45 分钟。滴完后尿量不减少或尿渗透压不增加者,静脉注射水剂加压素 0.1 U,再观察 2 次尿量和尿渗透压。

【结果判断】

中枢性尿崩患者静滴高渗盐水后尿量无明显减少、尿液渗透压无明显升高,注射水剂加压素后尿量减少、尿液渗透压升高;肾性尿崩患者注射加压素前后尿量及尿液渗透压均无明显改变。

【注意事项】

该实验可能诱发心脑血管疾病。

三、 垂体影像学检查

1. 下丘脑、垂体的 CT 检查

【垂体腺瘤的 CT 表现】

垂体腺瘤平扫呈软组织影，增大后可以向上突破鞍隔进入交叉池，使该池受压变形，向下可突破鞍底骨质突入蝶窦内。向两侧可以包绕颈内动脉或推移海绵窦，在鞍旁形成肿块，甚至进入颅中窦，形成巨大肿瘤。垂体瘤在平扫时呈与脑干相同密度的软组织影，如有出血则在瘤内可见到片团状高密度影。静脉注射造影剂后，肿瘤呈均匀强化。如瘤内有囊性变或坏死，可形成低密度区。肿瘤钙化少见。

【鉴别诊断】

凡引起蝶鞍扩大、鞍区出现软组织肿块的疾病均需与垂体瘤鉴别。最常见的为颅咽管瘤。该瘤在影像上的特点是很易钙化，常有囊变和主要位于鞍上。肿瘤实体钙化呈不规则点片状，囊壁钙化则呈细的弧线状。因大多数位于鞍上。故以交叉池变形为主，可向下压迫使蝶鞍呈扁平状。垂体瘤则少见钙化，也少有大的囊性变，常由鞍内突向鞍上，故 CT 易于鉴别。

"空泡蝶鞍"也可引起蝶鞍扩大，但鞍内充满脑脊液,呈低密度。垂体柄常牵引变直,直达鞍底。垂体受压贴近鞍底,鞍内鞍上无软组织肿块,故易鉴别。

2. 下丘脑、垂体的 MRI 检查

【垂体腺瘤的 MRI 表现】

MRI 对发现微腺瘤比 CT 优越。微腺瘤的直接征象是<10 mm、与垂体不同信号的结节影,T_1 像呈低于正常垂体的信号,T_2 像则为高信号。它的间接征象是局部鞍隔上突、垂体柄移向对侧,患侧的鞍底明显倾斜,有骨皮质吸收中断。

垂体瘤增大后向鞍上发展时由于鞍隔的限制,矢状位常呈葫芦状,即一端在鞍内,中间稍窄,为经过鞍隔处;另一端在鞍上,发现肿瘤对视交叉的压迫,海绵窦的侵犯均优于 CT。由于 MRI 能显示海绵窦的硬膜,T_1 及 T_2 均呈低信号,所以垂体瘤侵入鞍旁的方式(如经海绵窦内、窦上或窦下硬膜外)的显示比 CT 优。垂体瘤出血后在 MRI T_1 加权有信号改变,一般在 T_1、T_2 均为高信号,系出血后正铁血红蛋白所致。垂体的囊变坏死则在 T_1 像呈低信号,T2 像为高信号,不强化。

顺磁造影剂 Gd - DTPA 对垂体瘤强化的规律同 CT,瘤信号早期低于垂体,后期高于垂体,介于两者之间呈等信号。但强化的原理不是密度变化而是顺磁造影剂改变了病变的磁环境,使 T_1 弛像时间缩短,因而形成高信号。

【下丘脑、垂体后叶疾病的 MRI 表现】

当疾病影响到分泌囊或轴突,降低其中磷脂的含量,就会降低下丘脑垂体通道在 T_1 加权时的高信号。同样,当神经通道被破坏或截断时,轴索将会退化并减少神经分泌囊而引起中枢性尿崩症。所以,MRI 矢状位 T_1 加权可显示下丘脑垂体通道受累产生的垂体后叶的信号降低,同时可指出病变侵犯的范围,即病变究竟位于下视丘、垂体柄还是后叶。常见的累及本区的疾病有组织细胞增生症 X、颅咽管瘤及生殖细胞瘤等,因破坏下丘脑垂体通道均可引起尿崩症。MRI 均可显示在下丘脑垂体通道上的肿瘤影,强化后明显强化,同时 T_1 像垂体后叶信号降低。

【鉴别诊断】

(1) 颅咽管瘤的钙化在 MRI 上显示不如 CT,但其他特点如位于鞍上、易有囊变等与 CT 相同。囊变呈长 T_1、长 T_2 信号(即 T_1 低信号,T_2 高信号)。MRI 比 CT 优越的另一点是常可以显示鞍内正常的垂体影,与脑干等信号,这样就排除了垂体瘤。

(2) 空泡蝶鞍在 MRI 上显示更清楚,可见扩大的蝶鞍内含脑脊液,呈长 T_1、长 T_2 信号,垂体被挤压于鞍底,垂体柄拉直悬垂在鞍内。在矢状位及冠状位影均很典型,不易误诊。

(闻杰　顾明君　李华)

第九章

肾上腺皮质疾病

肾上腺是人体的重要内分泌器官,其所分泌的激素对人体具有至关重要的作用,比如糖皮质激素是人体重要的应激激素,可以帮助人体渡过难关。如果糖皮质激素分泌水平下降会出现皮质功能不全,在应激的情况下人体会出现肾上腺危象,严重时危及生命。再比如盐皮质激素参与人体水盐电解质平衡的调控,如果其异常分泌增多会出现高血压及低钾血症,这种情况在高血压患者中占了 6%～10%,在难治性高血压患者中占近 20%,且具有更高心脑血管疾病的风险。所以早期诊治肾上腺皮质疾病具有重要的临床意义。目前肾上腺皮质疾病的诊治,除了典型的临床表现以外,最重要的就是对相关激素的测定及功能试验。然而临床医务工作者,尤其是广大基层医生对肾上腺皮质疾病检查和诊断试验的规范开展及结果的判读仍存在一些不足。本章节旨在提高基层医师对肾上腺皮质疾病的诊治能力。

一、 糖皮质激素

1. 血清皮质醇昼夜节律检测

【临床意义】

血浆皮质醇系肾上腺皮质束状带分泌的糖皮质激素,正常人血浆皮质醇的分泌受 ACTH 调节,具有一定的昼夜节律,一般于午夜分泌最少,凌晨 4 点分泌开始增加,至早 6～8 点分泌达到峰值。该检测可评价皮质醇的昼夜节律是否存在,是库欣综合征患者的初步定性检查之一。

【检测方法】

该检查一般需要患者住院 24 小时或更长时间,以避免因住院应激而引起假阳性反应。检查时需测定上午 8 点、下午 4 点和 0 点的血清皮质醇水平,但午夜行静脉抽血时必须在唤醒患者后 1～3 分钟内完成,并避免多次穿刺的刺激,或通过静脉内预置保留导管采血,以尽量保持患者处于安静睡眠状态。

【结果判断】

正常人血皮质醇节律存在,表现为上午 8 点为全天最高,下午 4 点降至上午 8 点血皮质醇的 50% 左右,0 点降至全天谷值。安静睡眠状态 0 点血清皮质醇 > 50 nmol/L(1.8 μg/dL,敏感性 100%,特异性 20%)或清醒状态下血清皮质醇 >

207 nmol/L（7.5 μg/dL，敏感性＞96%，特异性87%），则提示库欣综合征的可能性大。

【注意事项】

应激、感染、抑郁症、酗酒、神经性厌食、过度劳累等可导致血皮质醇节律消失，尤其是午夜皮质醇水平增高。

2. 24 小时尿游离皮质醇(24 h UFC)

【临床意义】

尿游离皮质醇(UFC)因不受皮质醇结合球蛋白的浓度影响，可明确区别正常人和高皮质醇血症状态，具有较高的敏感性，是库欣综合征患者的初步定性检查之一。

【检测方法】

留取 24 小时尿液，时间为从第一天早上排尿弃去开始至次日同一时间留尿结束，记录测定的 24 小时总尿量，混匀后留取约 5～10 mL 尿液送检。收集尿标本的容器内应先加入防腐剂并置于阴凉处；告知患者不要过多饮水；在留尿期间避免使用包括外用软膏在内的任何剂型的肾上腺糖皮质激素类药物。

【结果判断】

正常成人 24 小时尿游离皮质醇排泄率为 130～304 nmol/24 h（化学发光法）。库欣综合征患者尿游离皮质醇多在 304 mmol/24 h 以上。推荐使用各实验室的正常上限作为阳性标准，因为大多数儿童患者的体重接近成人体重（＞45 kg），故成人的 24 小时尿游离皮质醇的正常范围也适用于儿童患者。

【注意事项】

饮水量过多（≥5 L/d）、任何增加皮质醇分泌的生理或病理状态都会使尿游离皮质醇升高而出现假阳性结果；在中、重度肾功能不全患者，GFR＜60 mL/min 时可以出现尿游离皮质醇明显降低的假阳性结果。周期性库欣综合征患者的病情休止期及一些轻症患者的尿游离皮质醇水平可以正常，但此时测定唾液皮质醇水平则更有诊断价值。

3. 1 mg 过夜地塞米松抑制试验（DST）

【临床意义】

在正常情况下，糖皮质激素对垂体前叶分泌ACTH 有负反馈作用，当其水平升高时可抑制ACTH 分泌，地塞米松是一种合成的类固醇，其效应相当于皮质醇的 30～40 倍，对垂体 ACTH 分泌抑制作用很强，而本身剂量很小，对血、尿皮质醇测定影响不大。此实验通过观察血和尿皮质醇以及血浆 ACTH 的变化，可以反映下丘脑-垂体-肾上腺皮质功能是否正常。

【检测方法】

需要 2 天时间，试验日早上 8 点抽血备查，晚上 12 点口服地塞米松 1 mg（因为国内没有 1 mg 的地塞米松，目前国内医院采用 1.5 片的 0.75 mg

的地塞米松替代,所以实际上是地塞米松是
1.125 mg),次日8点抽血查皮质醇。

【结果判断】

正常人或单纯性肥胖者,服药后血浆总皮质
醇<50 nmol/L(1.8 μg/dL)。既往将服药后血清皮
质醇水平切点值定义为<140 nmol/L(5 μg/dL),可
以使15%的库欣病患者被误判为假阴性。目前采
用更低的切点值50 nmol/L(1.8 μg/dL,其敏感性
>95%、特异性80%)。

【注意事项】

因患者对地塞米松的吸收和代谢率不同可影
响地塞米松抑制的结果;一些药物亦可通过
CYP3A4诱导肝酶、加速清除地塞米松而降低其血
药浓度;试验前1周内停用ACTH、皮质激素、口服
避孕药、雌激素、抗癫痫药及中枢兴奋或抑制药;
而肝、肾功能衰竭患者的地塞米松清除率降低。
上述情况均会影响试验的结果。

4. 经典小剂量地塞米松抑制试验(LDDST)

【临床意义】

原理同1 mg过夜地塞米松抑制试验。

【检测方法】

给予地塞米松0.5 mg,每6小时一次口服,连
服2天。因为国内没有0.5 mg的地塞米松,目前
国内医院采用0.75 mg的地塞米松每8小时一次
口服,连服2天替代。服药前和服药第2天分别留

24 小时尿测定尿游离皮质醇或尿 17 -羟类固醇 (17 - OHCS),也可服药前后测定血清皮质醇进行比较。对于体重<40 kg 的儿童,地塞米松剂量调整为 30 $\mu g/(kg \cdot d)$,分次给药。

【结果判断】

正常人口服地塞米松第 2 天,24 小时 UFC< 27 nmol/24 h(10 μg/24 h)或尿 17 - OHCS< 6.9 μmol/24 h(2.5 mg/24 h);血清皮质醇< 1.8 μg/dL(50 nmol/L),该切点值也同样适用于体重>40 kg 的儿童。

【注意事项】

抑郁症、酗酒、肥胖和糖尿病患者,HPA 轴活性增强,故 LDDST 较 1 mg 过夜地塞米松抑制试验更适于这些病例。应用尿 17 - OHCS 或 UFC 做测定指标的敏感性和特异性约为 70%~80%;应用血清皮质醇做测定指标时,成人患者敏感性> 95%,儿童患者敏感性为 94%。

5. 大剂量地塞米松抑制试验(HDDST)

【临床意义】

原理同 1 mg 过夜地塞米松抑制试验。对不能被小剂量地塞米松抑制的患者,可行此试验鉴别库欣病和异位 ACTH 综合征。

【检测方法】

目前有几种大剂量 DST 的方法:①口服地塞米松 2 mg,每 6 小时 1 次,服药 2 天,即 8 mg/d×2

天的经典大剂量 DST，于服药前和服药第二天测定 24 小时 UFC 或尿 17 - OHCS；②单次口服 8 mg 地塞米松的过夜大剂量 DST；③静脉注射地塞米松 4～7 mg 的大剂量 DST 法。后两种方法于用药前、后测定血清皮质醇水平进行比较。

【结果判断】

如用药后 24 小时 UFC、24 小时尿 17 - OHCS 或血皮质醇水平被抑制超过对照值的 50％则提示为库欣病，反之提示为异位 ACTH 综合征。大剂量 DST 诊断库欣病的敏感性为 60％～80％，特异性较高；如将切点定为抑制率超过 80％，则特异性几乎 100％。

【注意事项】

大剂量肾上腺糖皮质激素能抑制 80％～90％ 库欣病的垂体腺瘤分泌 ACTH，而异位 ACTH 综合征对此负反馈抑制不敏感。但某些分化较好的神经内分泌肿瘤如支气管类癌、胸腺类癌和胰腺类癌可能会与库欣病类似，对此负反馈抑制较敏感。而异位 ACTH 综合征的皮质醇分泌为自主性，且 ACTH 水平已被明显抑制。故大剂量地塞米松不抑制升高的皮质醇水平。

6. 血浆促肾上腺皮质激素（ACTH）

【临床意义】

测定 ACTH 可用于库欣综合征患者的病因诊断，即鉴别 ACTH 依赖性和 ACTH 非依赖性库欣综合征。

【检测方法】

应用免疫放射分析法测定 ACTH 浓度,该测定方法的最小可测值<10 pg/mL(2 pmol/L)。

【结果判断】

如上午 8 点～9 点的 ACTH<10 pg/mL(2 pmol/L)则提示为 ACTH 非依赖性库欣综合征,但某些肾上腺性库欣综合征患者的皮质醇水平升高不明显,不能抑制 ACTH 至上述水平。如 ACTH>20 pg/mL(4 pmoL/L)则提示为 ACTH 依赖性库欣综合征。

【注意事项】

为避免 ACTH 被血浆蛋白酶迅速降解,需用预冷的 EDTA 试管收集血浆标本,取血后置于冰水中立即送至实验室低温离心。

7. 血清 17-羟孕酮

【临床意义】

21-羟化酶缺乏症是最常见的一种先天性肾上腺皮质增生,该酶缺乏导致糖皮质和/或盐皮质类固醇减少,ACTH 和雄激素分泌增多,患者出现男性化和失盐症状,严重时威胁生命。当 21-羟化酶缺乏时 17-羟孕酮不能转变成 11-脱氧皮质醇,导致上游 17-羟孕酮明显升高(见图),所以通过测定 17-羟孕酮可以诊断 21-羟化酶缺乏症。

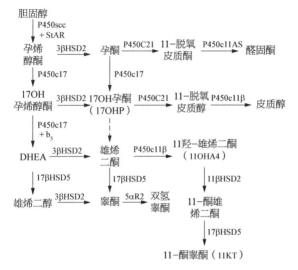

肾上腺类固醇激素生成示意图

【检测方法】

干试纸法可以用于初步筛查,而采用液相色谱-串联质谱法进行确诊。

【结果判断】

17-羟孕酮＜200 ng/dL(＜6 nmol/L)可以排除 21-羟化酶缺乏症,17-羟孕酮＞1 000 ng/dL(＞30 nmol/L)可以诊断 21-羟化酶缺乏症。17-羟孕酮在 200 ng/dL(6 nmol/L)与 1 000 ng/dL(30 nmol/L)之间需要做 ACTH 兴奋试验,兴奋后 17-羟孕酮＜1 000 ng/dL(＜30 nmol/L)可以排除 21-羟化酶缺乏症。

【注意事项】

对于有症状的婴儿,应以上午 8 点前采集的血清样本,采用液相色谱-串联质谱法进行 CAH 筛查。对于来月经的女性,建议在卵泡早期取样。

8. ACTH 兴奋试验

【临床意义】

利用一定量外源性 ACTH 对肾上腺皮质有兴奋作用。用尿和血肾上腺皮质激素及其代谢产物的变化及外周血嗜酸性细胞计数降低的程度,判定肾上腺皮质的储备功能。临床上怀疑存在肾上腺皮质功能减退,可进行本试验。本试验还可以用于先天性肾上腺增生的诊断。

【检测方法】

试验有多种方法(肌注法、一次快速静注法、静滴法)。

(1) 8 小时静滴法:试验前空腹状态时抽血测血皮质醇/或收集前一日 24 小时尿,测尿游离皮质醇(或 17 - OHCS 和 17 - KS),并测血嗜酸性细胞,将 ACTH 25 U 加于 5% 葡萄糖溶液 500 mL 内,静脉维持 8 小时(平均 16 滴/min)开始滴注后 1 小时、4 小时和滴注结束后分别抽血测皮质醇,收集试验 24 小时尿测尿游离皮质醇(或 17 - OHCS 和 17 - KS),并测血嗜酸性细胞计数。

(2) 快速法:晨 8 点时空腹抽血测血皮质基础值,静注 ACTH 25 U,注射后 30 min 和 60 min 抽血检测皮质醇。

【结果判断】

正常人给予 ACTH 后使皮质醇升高达基础值 2～5 倍,24 小时尿 17 - OHCS 和 17 - KS 为 1～3 倍。

原发性肾上腺皮质功能减退症者血、尿皮质醇不升高,嗜酸性细胞无明显下降,说明肾上腺皮质分泌功能已达极限。快速法:在 30 min 或 60 min 时峰值皮质醇水平低于 500 nmol/L(18 μg/dL)提示肾上腺皮质功能不全。

继发性肾上腺皮质功能减退症:表现为延迟反应一般静滴 4 小时以后才逐渐升高。

库欣病:双侧肾上腺皮质增生,皮质醇过度升高,而肾上腺瘤时升高不明显,对区分肾上腺增生和肿瘤有一定意义。

先天性肾上腺增生:在 60 min 时 17 -羟孕酮＞1 000 ng/dL(＞30 nmol/L)可以诊断 21 -羟化酶缺乏症。

【注意事项】

考虑影响结果解释的其他因素很重要,特别是影响皮质醇与 CBG 蛋白结合的因素,以及较小程度改变白蛋白的因素。疑肾上腺皮质功能异常时先行快速法检查,如无反应可行 8 小时静脉滴注。重症原发性肾上腺皮质功能减退症患者行本试验时易致危象发生,可以先给予地塞米松 0.5 mg 或泼尼松龙 5 mg 口服,不影响试验结果。

长期服用糖皮质激素的患者可引起肾上腺皮质萎缩,皮质醇同样不升高,这种情况下可以将8小时法延长至3~8天。

二、 盐皮质激素

1. 血浆醛固酮与肾素比值(ARR)

测量血浆中醛固酮浓度(PAC)存在多种问题,与其他激素的交叉反应性可能会错误地增加醛固酮水平的测量,比如皮质醇,其是醛固酮在血浆中循环的浓度的1000倍;同时肾上腺分泌的醛固酮是脉冲式的,给正确测定增加了难度。目前临床上血浆醛固酮浓度可以通过放射免疫测定、免疫测定技术或近期超高效液相色谱和串联质谱(LC-MS/MS)来测量。血浆醛固酮值通常以pmol/L、ng/dL或pg/mL表示。公认最为准确的是液相色谱-串联质谱的方法。

检测血浆肾素最广泛使用的方法是直接肾素浓度(DRC),血浆肾素活性(PRA)测定也仍在使用。对于DRC和PRA来说,在室温下收集和处理血液样本的谨慎预防措施,对于防止血浆前肾素(非活性循环肾素)从封闭构象无意中冷冻激活为开放构象至关重要。这对活性肾素值低的患者尤其有影响,如PA伴非活性肾素水平特别高的患者。DRC

以 mU/L 表示,使用夹心免疫放射测定法或最近使用自动化学发光免疫测定法测量,是 PRA 的一种更简单、更快和可靠的替代方法。然而,当 PRA 水平<1 时,PRA 与 DRC 值之间的相关性较低,这对于计算 PA 患者的 ARR 很重要。PRA 是一种酶动力学测定法,测量肾素产生血管紧张素 I(Ang I)的催化活性,然后通过放射免疫测定法测量。

PRA 为单位时间内产生的 Ang I 量[ng Ang-I/(mL·h)]。对于非常低的肾素水平的测定,如 PA 患者是准确的,因为 Ang I 的产生可以通过增加孵育步骤的时间而增加。DRC 测量现在比 PRA 测量更受欢迎,因为后者的分析更复杂,而且 PRA 分析的实验室间可重复性数据很少。

【临床意义】

ARR 作为原醛症最常用筛查指标,已广泛应用于临床,特别是门诊开展随机 ARR 测定,可以很大程度上提高该病检出率,使部分患者得到早期诊断和治疗。ARR 测定包括醛固酮与血浆肾素活性的比值及醛固酮与肾素浓度的比值。

【检测方法】

清晨起床后保持非卧位状态(可以坐位、站立或者行走)至少2h,静坐 5~15 min 后采血。采血需小心,尽量避免溶血。待测血浆肾素活性(PRA)的标本在送检过程中需保持冰浴;而待测 DRC 的标本在送检过程需保持室温(不要将采血管置于冰上,这样会使无活性肾素转换为活性肾素),离心后即刻将血浆冷冻保存。

【结果判断】

由于缺乏统一的诊断流程和检测方法,ARR
的切点值变化范围非常大,年龄、性别、饮食、体
位、血钾及肌酐等都是影响 ARR 的重要因素,因
此对 ARR 切点应考虑分层推荐,建议实验室可根
据情况制定相关特异度切点,在没有条件获得上
述切点时,可采用常用切点即指南或共识推荐的
切点,当检测的肾素活性和醛固酮浓度单位分别
是 ng・mL^{-1}・h^{-1} 和 ng/dL 时,最常用的 ARR 切
点为 30;当检测的肾素浓度和醛固酮浓度单位分
别是 mU/L 和 ng/dL 时,最常用的 ARR 切点为
3.7。但 ARR 也存在一定局限性,如患者肾素水
平低(如 PRA 为 0.1 ng・mL^{-1}・h^{-1}),醛固酮水平
也低(如 5 ng/dL),得出 ARR 结果会明显升高,这
种情况通常不符合原醛症诊断。为应对这一问
题,一些研究者在筛查标准中加入了要求醛固酮
>15 ng/dL 这一条件。

经不同单位醛固酮、PRA、DRC 计算而得的 ARR 常用切点

醛固酮	PRA		DRC	
	ng・mL^{-1}・h^{-1}	pmol・L^{-1}・min^{-1}	mU/L	ng/L
ng/dL	20	1.6	2.4	3.8
	30	2.5	3.7	5.7
	40	3.1	4.9	7.7

（续表）

醛固酮	PRA		DRC	
	ng·mL⁻¹·h⁻¹	pmol·L⁻¹·min⁻¹	mU/L	ng/L
pmol/L	750	60	91	144
	1 000	80	122	192

注：PRA：血浆肾素活性；DRC：直接肾素浓度；ARR：血浆醛固酮与肾素活性比值。

【注意事项】

尽量将血钾纠正至正常范围。维持正常钠盐摄入。停用对 ARR 影响较大药物至少 4 周，包括醛固酮受体拮抗剂（安体舒通、依普利酮）、保钾利尿剂（阿米洛利、氨苯蝶啶）、排钾利尿剂（氢氯噻嗪、呋塞米）及甘草提炼物。需注意血管紧张素转换酶抑制剂（ACEI）、血管紧张素受体拮抗剂（ARB）、钙离子拮抗剂（CCB）等类药物可升高肾素活性，降低醛固酮，导致 ARR 假阴性，因此，需停用上述药至少 2 周再次进行检测；但如服药时肾素活性＜1 ng·mL⁻¹·h⁻¹ 或低于正常检测下限，同时合并 ARR 升高，考虑原醛症可能大，可维持原有药物治疗。如血压控制不佳，建议使用 α 受体阻滞剂及非二氢吡啶类 CCB。如患者因冠心病或心律失常等原因长期服用 β 受体阻滞剂，建议临床医师根据患者情况决定是否停药。口服避孕药及人工激素替代治疗可能会降低直接肾素浓度（DRC），一般无需停服避孕药物,除非有更好、更安全的避孕措施。

2. 生理盐水试验(SIT)

【临床意义】

正常情况下输入生理盐水,机体血钠和血容量会增加,钠盐进入肾单位远曲小管,抑制血管紧张素-醛固酮的分泌,使血中肾素-血管紧张素-醛固酮水平降低,而对于原醛症患者,高钠对醛固酮分泌无抑制作用,血浆醛固酮因此而升高。本试验用于原醛症的确诊试验。

【检测方法】

平衡餐基础上,清晨平卧位抽血测肾素、血管紧张素、醛固酮、血钾;予等渗盐水 2000 mL 于 4 小时内静脉滴注完毕;患者保持卧位,抽血复查肾素、血管紧张素、醛固酮、血钾。

【结果判断】

生理盐水试验后血醛固酮大于 10 ng/dL 原醛症诊断明确,小于 5 ng/dL 排除原醛症。

【注意事项】

由于大量生理盐水短时间内进入体内,会使患者血容量急剧增高,诱发高血压危象及心衰等严重情况,整个检测过程需要监测患者的心率及血压,对于血压难以控制以及心功能不全、低钾血症的患者不能进行此项检查。必须将血钾补充至 3.5 mmol/L 以上再进行本试验。

3. 卡托普利试验(CCT)

【临床意义】

卡托普利是血管紧张素转换酶抑制剂,能阻断血管紧张素I转变为血管紧张素II,因为减弱了刺激醛固酮分泌的作用,正常人血中醛固酮会下降,而原醛症患者醛固酮分泌不依赖或仅部分依赖肾素-血管紧张素系统的调节,故给予卡托普利后醛固酮的分泌不受抑制。本试验用于原醛症的确诊试验。

【检测方法】

清晨卧位抽血测血肾素血管紧张素和醛固酮,予以卡托普利 25～50 mg 口服,2 小时后于坐位抽血复测血醛固酮和肾素-血管紧张素。

【结果判断】

正常人和原发性高血压患者醛固酮下降,正常人至少降低 30%。原发性醛固酮增多症患者不受抑制(醛固酮瘤基本无变化,特发性增生者可见肾素上升、醛固酮下降)。国内学者提出,卡托普利试验后 2 小时,醛固酮最佳诊断切点值为 11 ng/dL。

【注意事项】

本试验相对来讲简单、安全性高,但敏感性较低,有假阳性的可能,临床中应综合判断。

4. 双侧肾上腺静脉采血(AVS)

【临床意义】

肾上腺静脉采血是通过股静脉或上肢静脉插管,将导管口置于双侧肾上腺静脉里采血,测量两侧肾上腺静脉中醛固酮水平,同时用皮质醇进行校正,用于判断醛固酮过度分泌为单侧还是双侧。单侧可行手术治疗,双侧则采用药物治疗。本试验用于原醛症的分型诊断。

【检测方法】

(1)术前准备:明确双侧肾上腺静脉取血的指征;积极补钾,纠正血钾至正常避免血钾过低抑制醛固酮分泌。

(2)术前双侧肾上腺薄层 CT 要求检查单注明三维重建,以助辨明右侧肾上腺静脉走行。术前查血常规、凝血全套、肝肾功能、电解质。

(3)术前一天按医嘱准备好相应采血管,打印化验标签,标明采血位置,贴在相应管子上。

(4)术前予右上肢静脉等渗盐水 500 mL＋ACTH 25 U 静滴(维持 4 小时),护送患者到手术室。

(5)采用双侧同时取血,双侧肾上腺静脉导管定位成功后(ACTH 静滴至少已 30 分钟),分别先抽取导管内约 10 mL 血液弃去,按先左后右顺序留取左侧肾上腺静脉和右侧肾上腺静脉血做醛固酮和皮质醇测定,同时左肘静脉取血作为外周血醛固酮和皮质醇测定。

【结果判断】

插管定位成功判断标准:肾上腺静脉与外周皮质醇浓度比值(SI)是鉴别插管成功与否的标志,在未用 ACTH 刺激时 SI 值以 2～3 为切点、用 ACTH 刺激时则以 3～5 为切点。

侧别指数(LI)指优势侧与非优势侧的肾上腺静脉醛固酮/皮质醇的差异,是用于判断肾上腺醛固酮优势分泌侧的指标,推荐 LI 切点在 ACTH 刺激时为 4、未用 ACTH 时为 2。

【注意事项】

术前停服 β 受体阻滞剂、ACEI/ARB 至少 2 周,利尿剂至少 4 周,安体舒通至少 6 周,可用 CCB 和 α 受体阻滞剂,早晨固定时间段(8～10 点)进行操作,操作前患者卧床 8 小时。术后立刻将标本送至检验科,嘱患者卧床休息 6 小时,观察伤口出血情况,按 DSA 术后医嘱执行。

(王遂军　查兵兵　盖显英)

第十章

肾上腺髓质疾病

嗜铬细胞瘤和副神经节瘤是分别起源于肾上腺髓质或肾上腺外交感神经链的肿瘤,主要合成和分泌大量儿茶酚胺(CA),如去甲肾上腺素(NE)、肾上腺素(E)及多巴胺(DA),引起患者血压升高等一系列临床症候群,并造成心、脑、肾等严重并发症。肾上腺肿瘤中的嗜铬细胞瘤简称PCC,副神经节瘤简称PGL。PGL可起源于胸、腹部和盆腔的脊椎旁交感神经链,也可来源于沿颈部和颅底分布的舌咽、迷走神经的副交感神经节,后者常不产生 CA。PCC 占 $80\% \sim 85\%$,PGL 占 $15\% \sim 20\%$,二者合称为 PPGL。激素及代谢产物的测定是 PPGL 定性诊断的主要方法,包括测定血和尿 NE,E、DA 及其中间代谢产物甲氧基肾上腺素(MN)、甲氧基去甲肾上腺素(NMN)和终末代谢产物香草扁桃酸(VMA)浓度。MN 及 NMN(合称MNs)是 E 和 NE 的中间代谢产物,它们仅在肾上腺髓质和 PPGL 瘤体内代谢生成并且以高浓度水平持续存在,故是 PPGL 的特异性标记物。因肿瘤分泌释放 NE 和 E 可为阵发性并且可被多种酶水解为其代谢产物,故当 NE 和 E 的测定水平为正常时,而其 MNs 水平可升高,故检测 MNs 能明显提高 PPGL 的诊断敏感性及降低假阴性率。

1. 血清甲氧基肾上腺素类物质(MNs)

【临床意义】

MNs 包括 3‐甲氧基肾上腺素和甲氧基去甲肾上腺素两种,分别是肾上腺素及去甲肾上腺素的中间产物。由于 MNs 筛查嗜铬细胞瘤及副神经节瘤具有较高敏感性及特异性,尤其敏感性是目前所有方法中最高的,被各大指南推荐为嗜铬细胞瘤及副神经节瘤首选筛查方法。

【检测方法】

需要过夜空腹,受试者需于前臂静脉埋置套管针,随后保持仰卧位休息 20～30 分钟,然后卧位进行抽血。

【结果判断】

正常参考值:3‐甲氧基肾上腺素≤0.5 nmol/L;甲氧基去甲肾上腺素≤0.9 nmol/L。

若检测结果阴性可以排除嗜铬细胞瘤及副神经节瘤;若检测结果高于 2 倍参考值上限,强烈提示嗜铬细胞瘤及副神经节瘤;MNs 检测的假阳性率达 19%～21%,尤其是边缘性升高,需要随访复查 MNs。

【注意事项】

采样前一周停止服用肾上腺素或肾上腺素类

的药物,48 小时前停用扑热息痛,并在抽血前空腹 8～10 小时;尤其不要在采样前 4 小时内食用任何含有咖啡因的食物、烟草、茶或含酒精的饮料。

可能导致血浆 3-甲氧基肾上腺素和去甲肾上腺素假阳性的药物包括:三环类抗抑郁药、α 受体阻滞剂、β 受体阻滞剂、单胺氧化酶抑制剂、类交感神经药、兴奋剂等,样本采集前 1～2 周必须停止服用这些药物。

用 EDTA 管采集全血,应立即分离血浆;或者放置在冰箱中静置自动分离血浆,分离后的血浆样本在检测前应冷藏保存。

2. 24 小时尿液甲氧基肾上腺素类物质(MMS)

【临床意义】

MMS 包括甲氧基肾上腺素、甲氧基去甲肾上腺素、3-甲氧基酪胺。

检测原理同血 MNs。一般认为血 MNs 和 24 小时尿 MNs 的诊断效能基本一致。而 24 小时尿标本的采集要求远高于血 MNs 检测,目前对于血 MNs 及 24 小时尿 MNs 的推荐等级尚无先后次序。DA 的中间代谢产物 3-MT 的检测对于罕见的单独分泌 DA 的 PPGL 及头颈部副神经节瘤(HNPGL)的诊断有一定帮助。研究显示,与单独应用血 MNs 相比,3-MT 联合 MNs 可将 PPGL 的诊断敏感性从 97.2% 提升至 98.6%,而 HNPGL

的诊断敏感性则从 22.1％增高至 50.0％,并且诊断特异性未见明显下降(95.9％:95.1％)。研究显示,24 小时尿 3 - MT 联合 MNs 相对于单独应用 24 小时尿 MNs 的诊断效能有增高趋势。应用液相色谱串联质谱分析法(LC - MS)测量 3 - MT 对 PPGL 良、恶性的诊断价值。因此 3 - MT 升高需警惕 PPGL 肿瘤转移的可能。

【检测方法】

应留取 24 小时尿量并保持尿液酸化状态,再检测 MNs 水平。

【结果判断】

患者 24 小时尿 NMN 水平 52.7~202.2 nmol/L, 24 小时尿 MN 水平 47.3~261.9 nmol/L。24 小时尿 3 - MT 水平 100.7~438.4 μmol/L。测定血浆游离或尿 MNs 水平用于诊断 PPGL 的敏感性高,但假阳性率也高达 19％~21％。如果以 NMN 或 MN 单项升高 3 倍以上或两者均升高做判断标准则假阳性率可降低,但临床应进一步检查以进行确诊;对 MNs 轻度升高的患者应排除影响因素后重复测定。

【注意事项】

同血 MNs。

(王遂军　查兵兵　盖显英)

第十一章

性 腺 疾 病

性腺疾病指的是在性分化的过程中,与决定性别相关的基因和染色体发生异常,表现为性器官发育的异常、性激素分泌或作用障碍。临床表现为核型和性染色体的异常、外生殖器辨认不清、女性男性化和多毛症、男性乳房发育、男性小阴茎、尿道下裂等。

关于性腺疾病的临床诊断较为复杂,首先应确定为中枢性或外周性,并进一步明确性腺疾病病因。在此类疾病的诊断过程中可首先通过各种检查手段评估患者的染色体性别、性腺性别、生殖器性别、激素性别等一般情况,明确性别属性的紊乱或缺陷,确定性腺疾病位于下丘脑-垂体-性腺轴的哪一层面,再依据具体情况作进一步的诊断分析,这样有助于该类疾病的快速、准确诊断。

一、　基础检查

1. 病史采集

主要采集第二性征出现的年龄、时间和进展程序，是否呈进行性发展；生长和智力发育史，尤其是身高的年生长速度比较。有无甲减症状，有无头颅外伤、感染、颅内占位病变或颅高压症状、外源性激素接触史，是否存在类似家族史及遗传靶身高等。

2. 体格检查

对体格生长指标（身高、体重、躯体比例）的精确测量和准确评估，并作纵向随访观察，有利于判断生长速度、青春期峰生长速度和生长迟缓。

要注意观察性征出现顺序、发育程度和进展速度，对女孩乳房、阴毛发育应进行 Tanner 分期（B1－5 和 PH1－5），并注意乳晕色素，如颜色过深而乳头发育不佳则多提示短期内接触高浓度性甾体激素，应考虑假性性早熟；观察外阴的发育形态，有无分泌物；男孩应测量睾丸大小、质地及其对称性，并进行 Tanner 分期（G1－5），阴毛发育分期同女孩。同样应注意阴茎与睾丸发育是否协调，若阴茎增大而睾丸容积不大即提示性征发育顺序异常，多考虑假性性早熟，而两侧睾丸不对称增大者应考虑睾丸肿瘤或睾丸肾上腺组织残余瘤。当婴幼儿的外生殖器异常,尤其是性别难辨时要想到性分化异常或性发育异常的可能。"正常女孩"腹股沟存在包块,腹股沟疝或伴轻度阴蒂肥大,男孩伴有隐睾、尿道下裂、外生殖器异常或特别细小,也应想到性分化或发育的异常。

此外,还应注意发现其他临床体征,如出现咖啡牛奶斑要考虑与 McCune-Albright 综合征或与多发性神经纤维瘤相鉴别;毛发明显增多者需排除非典型 21 -羟化酶缺乏症;视野缺失、视力下降和神经系统症状多提示伴有器质性疾病引起。此外,还须注意观察甲状腺大小及有无甲减体征。

3. 核型和性染色体

【临床意义】

染色体性别的确定是鉴别性腺疾病的重要基础和手段,染色体性别和个体外部表型的不一致是诊断某些性腺疾病的重要线索。

【检测方法】

采取静脉血,通过传统的细胞核型分析、现代分子生物学技术、荧光原位杂交(FISH)、定量荧光聚合酶链式反应(QF - PCR)、比较基因组杂交(aCGH)、染色体的微阵列分析(CMA)、多重连接探针扩增技术(MLPA)以及二代测序等方法来进行检查。

【结果判断】

正常个体：46,XX 为女性；46,XY 为男性。

Klinefelter 综合征：经典的染色体核型是 47,XXY,其他多条 X 染色体嵌合型属于其变异型。是最常见的一种睾丸功能减退症,发病率较高。本病的发生机制是卵子或精子在减数分裂时不分离或受精卵在有丝分裂时不分离,患者具有两条或两条以上的 X 染色体。本病在青春期前异常表现不明显,而易被忽视。到青春期年龄后睾丸与同龄人比偏小,四肢相对较长,语言能力和学习能力障碍者以及成年患者睾丸小而硬、睾酮水平降低、促性腺激素水平增高者应想到本征。

Turner 综合征：典型的核型是 45,XO,也可能出现其他嵌合性核型或 X 染色体的局部缺陷。分子基础是 X 染色体单体和 X 染色体结构异常。该综合征患者的典型表现为女性表型、身材矮小、性幼稚和躯体发育异常。

二、 基础激素检测

1. 性激素检测(性激素六项)

【临床意义】

性激素是由内分泌腺(主要是性腺)及肾上腺皮质分泌的激素,具有促进性器官成熟、副性征发育及维持性功能等作用,通过检测性激素可以了解内分泌功能状态。最基本的评估指标包括血清卵泡刺激素(FSH)、黄体生成素(LH)和血雌二醇(E2)、孕酮(P)、睾酮(T)和垂体催乳素(PRL)等。

【检测方法】

女性评估卵巢基础状态选取月经后 2～3 天,评估卵巢黄体功能选取排卵后 7～8 天,空腹取静脉血,通过气相色谱层析法,分光光度法,荧光显示法,酶标记免疫法和放射免疫测定法等检测。

【结果判断】

(1) 卵泡刺激素(FSH)、黄体生成素(LH):男性中 FSH 促进曲细精管的成熟和调控精子生成,LH 促进睾酮分泌;女性中 FSH 促进卵泡发育,LH 使颗粒细胞黄素化、分泌黄体酮,月经周期中 LH 高峰促使卵泡排卵。

如果 LH/FSH 升高,但相应性激素(睾酮、雌二醇)水平低下甚至测不到,应考虑性腺发育不良可能,多见于 Klinefelter 综合征、Turner 综合征、睾丸退化综合征、无睾症、睾丸间质细胞发育不全、单纯性腺发育不全、17α-羟化酶缺乏症、更年期以后等;如果性激素正常或升高,则可能存在性激素不敏感,如完全性雄激素不敏感综合征、PCOS(LH/FSH≥3)。

如果 LH/FSH 正常,则需结合临床表现综合判断,如部分性雄激素不敏感综合征、5α-还原酶缺陷症、先天性肾上腺皮质增生症(CAH)等。

(2) 孕酮(P)：引起子宫内膜分泌期变化、支持受孕、维持妊娠和调节体温中枢升高体温作用。

青春期、围绝经期和成年卵泡期，$P < 3.2\,nmol/L$；妊娠早期：$63.6 \sim 95.4\,nmol/L$；妊娠中期：$159 \sim 318\,nmol/L$；妊娠晚期：$318 \sim 1272\,nmol/L$；排卵期孕酮含量成倍增加：血孕酮$> 16\,nmol/L$ 及尿孕三醇$> 3.12\,\mu mol/L$。

孕酮升高常见于多胎、葡萄胎、糖尿病孕妇、轻度妊娠高血压、原发性高血压、卵巢粒层细胞-泡膜细胞瘤、21-羟化酶缺陷症等。

孕酮降低常见于黄体功能不全、胎儿发育迟缓、死胎、严重妊娠高血压综合征、异位妊娠及排卵障碍等。

(3) 雌二醇(E2)：有促进女性第二性征发育、调节免疫、保护心血管等多种作用。

青春期启动及卵巢功能判断：①1 期启动及E2$> 33\,pmol/L$：提示性腺功能启动；②2 期启动及E2 升高：性早熟患儿较同龄儿童明显升高；③3 期启动及 E2 降低：见于原发性性腺功能减退、先天性性腺发育不全、各种原因导致卵巢损失、下丘脑及垂体疾病(促性腺激素分泌不足)、口服避孕药或雄激素等。

E2 升高见于卵巢肿瘤、肝癌或肝硬化(雌激素灭活障碍)、产生雌激素的其他肿瘤。

药物诱发排卵及超促排卵时，卵泡成熟和卵巢过度刺激综合征(OHSS)：E2$> 10\,000\,pmol/L$ 提示卵巢高敏反应,可能发生 OHSS。

(4) 泌乳素(PRL):见第八章"下丘脑-垂体疾病"章节。

(5) 睾酮(T):睾酮是男性性激素、精子生成、阴茎勃起的关键激素;在维持女性青春期正常生长发育及蛋白质、骨代谢调节等方面发挥重要作用。

睾酮升高见于 PCOS 患者,呈轻度到中度升高;亦见于性早熟、库欣综合征、卵巢或肾上腺有分泌雄激素的肿瘤及多毛症等。

睾酮降低见于 Klinefelter 综合征、睾丸消退综合征、睾丸外伤、肿瘤放疗及垂体功能减退等。

2. 肾上腺轴功能评估

主要包括促肾上腺皮质激素(ACTH)(8AM,4PM,0AM)、血清皮质醇(8AM,4PM,0AM)、睾酮(T)、孕酮(P)、17-羟孕酮(17-OHP)、脱氢表雄酮、DHEA-S、雄烯二酮等检测,有利于排除肾上腺疾病,还可以通过 ACTH 激发试验鉴别不同类型 CAH。若 46,XX 性发育异常(DSD)患者血 P、17-OHP、T、雄烯二酮增高,伴或不伴血 ACTH 增高、皮质醇降低,则提示可能存在 CAH。

3. 血清抗苗勒管激素(AMH)和抑制素 B (InhB)测定

AMH 及 InhB 主要由睾丸支持细胞分泌,有助于判断睾丸是否存在及功能。如果两项均检测不到提示睾丸组织缺失或退化。此外 AMH 检测有助于鉴别性腺发育不良和雄激素合成障碍等疾病。

4. 血尿类固醇激素检测

利用液相色谱质谱或气相色谱质谱技术进行检测,有助于类固醇代谢障碍疾病的鉴别诊断,如尿中 $5\alpha/5\beta$(C21 -和 C19 -)类固醇的比值降低,对 5α-还原酶II型缺乏症具有诊断意义。

三、 动态功能试验

当基础性激素检测很难鉴别时,则需进行性腺内分泌动态功能试验。如运用促性腺激素释放激素(GnRH)激发试验检查下丘脑-垂体-性腺轴功能,人绒毛膜促性腺激素(HCG)激发试验检查睾丸间质细胞功能。在判断性腺内分泌功能紊乱的有无,特别是病变部位的确定上有较大的意义。

1. GnRH 激发试验

【临床意义】

亦称 LHRH 激发试验,GnRH 为下丘脑释放的一种十肽调节激素,可迅速地促进腺垂体释放贮存的 LH 及 FSH,并刺激 LH 和 FSH 的合成。本试验主要检测腺垂体促性腺激素的贮备功能,以评价 HPG 轴兴奋状态。主要用于闭经、性早熟、青春期发育延迟和垂体功能减退的诊断。

【检测方法】

一般采用静脉内注射 GnRH(戈那瑞林),剂量为 2.5 μg/kg 或 100 μg/m²(最大剂量≤100 μg),于注射前(基础值)和注射后 30 min、60 min、90 min 和 120 min 分别采血检测血清 LH 和 FSH 浓度。

【结果判断】

正常人 GnRH 刺激后,峰值应在 30 分钟出现。LH 的变化为:正常男、女性青春期的峰值应为基础水平的 2 倍以上;正常成人男性峰值约为基础值的 8～10 倍,而女性成人卵泡中期峰浓度约为基础水平的 6 倍,黄体中期约为基础值的 3 倍;男性成人峰值约为基础对照值的 2.5 倍;女性成人卵泡中期峰值约为对照值的 2 倍,黄体中期约为 2.5 倍,也以排卵前期增加最显著。

基础值低、峰值增加不到基础值的 2 倍为低弱反应。若 LH 注射前后无变化为无反应。峰值于 60～90 分钟出现为延迟反应。无反应、反应低下及延迟反应均提示垂体促性腺激素分泌缺陷疾病可能,有助于性发育障碍(DSD)病因鉴别。单纯性青春期延迟者,虽然基础对照值低,但反应正常。

【注意事项】

垂体功能减退者,1 次 GnRH 兴奋无反应或低弱反应不能肯定诊断,需 6 周后重复 1 次,多次无反应者尚可诊断。

2. 氯米芬间接兴奋试验

【临床意义】

氯米芬又称氯底酚胺,一种具有弱雌激素作用的非甾体类雌激素拮抗剂,与下丘脑 GnRH 分泌细胞上的雌激素受体结合后,可阻断雌激素(雌二醇等)对 GnRH 释放的负反馈调节作用,同时加强垂体促性腺细胞对 GnRH 的敏感性。用于了解调节性腺功能的下丘脑-腺垂体轴的功能状况,常与 GnRH 兴奋试验配合,用作性腺功能减退症的定位诊断。

【检测方法】

育龄女性在月经周期的第 6 天抽血作基础对照后,开始口服氯米芬 50~100 mg/d,连服 5 天,分别在开始服药的第 3、5、7 天取血。男性则可随时开始。测定服药前、后各血样的血清 LH 和 FSH 浓度。

【结果判断】

(1)下丘脑-腺垂体调节轴功能正常者,男性第 7 天血清 LH 及 FSH 水平应较对照基础值分别升高 50% 和 20% 以上。女性开始服用氯米芬的第 3 天血清 LH 和 FSH 水平应较对照基础值分别升高85%和50%以上。

(2) 性腺功能低下者,若对本试验及GnRH兴奋试验均无反应或仅有弱反应,提示病变发生在垂体水平;若本试验无反应或仅有弱反应,而GnRH兴奋试验反应正常或呈延迟反应,则表明病变在下丘脑水平。

(3) 病变在靶腺则反应增强,青春期前一般无反应。

【注意事项】

有肝病或者抑郁症病史者不宜行此试验。

3. HCG 激发试验

【临床意义】

人绒毛膜促性腺激素(HCG)为胎盘分泌的一种糖蛋白激素。其化学结构和生物学效应均类似于LH,可促进睾丸间质细胞合成及释放睾酮。了解睾丸间质细胞合成及贮存睾酮的储备功能。

【检测方法】

在第一日晨8点抽血作对照后,肌肉注射HCG(500~2000 IU/次),根据年龄不同调整HCG用量,每日1次或隔日1次,共3次肌注,肌注第三次后的次日抽血检查血清T、双氢睾酮(DHT)的水平。

【结果判断】

(1) HCG 刺激前后睾酮差值 $\Delta T > 1\,ng/mL$ 为正常反应。

（2）△T＜1 ng/mL 为低弱反应，提示可能存在原发性睾丸功能低下。

（3）T/DHT 的比值对于帮助诊断 5α-还原酶缺乏症非常重要。Bertelloni 等认为若 HCG 激发试验 T 反应正常，DHT 升高不理想，T/DHT 比值在婴儿期＞8，在儿童期＞10，提示可能存在 5α-还原酶缺乏症。但最终仍需要 5α-还原酶基因（*SRD5A2*）检测来确诊。

【注意事项】

本试验禁用于前列腺癌或前列腺增生者。

4. 雌激素-孕激素试验

【临床意义】

通过使用雌激素和孕激素类药物，人工造成近似于月经周期中性激素水平的变化，观察有无月经出现。用于协助诊断育龄期女性闭经原因。

【检测方法】

闭经者给予己烯雌酚 1 mg，每晚 1 次口服，连服 20 日，并于开始服用己烯雌酚的第 16 日起，每日肌注黄体酮 1 mg 1 次，连续 5 日，随后同时停用雌、孕激素药，观察 1 周内有无月经。

【结果判断】

有月经，提示闭经是子宫以外的病变所致；无月经，则表明闭经原因是子宫内膜病变，如子宫内膜萎缩等。

四、影像学检查

1. 骨龄(BA)

【临床意义】

骨龄(BA)是评价小儿生长发育最可靠的生物学指标,以左手和腕部的 X 线片为评定标准,判断其骨骼成熟年龄和与实际生活年龄的差别,并可由骨龄判断身高标准化积分(Ht SDSBA)及观察预测成年身高(PAH)与靶身高(THt)之间的关联,这些均是临床诊治、随访的重要参数。

【检测方法】

通过 X 线成像技术,以左手手腕部位骨骼的发育程度来判断骨龄。

【结果判断】

通常认为,BA 超过生活年龄 1 岁以上可视为骨龄提前,超过 2 岁以上则被视为明显提前。但需注意骨龄提前仅说明性激素增高已有一段时间,并不能成为诊断性腺疾病的依据,发育进程缓慢或病程较短者骨龄可以不超前。

2. 盆腔超声检查

【临床意义】

超声检查的主要目的在于探查性腺的位置与性状,为下一步探查做准备,但其并不能提高性腺肿瘤的检出率。超声检查的另一个目的在于评估患儿泌尿系统状况,包括上尿路有无畸形、膀胱形态与容量等,必要时还可以探查子宫与阴道情况,但在儿童不推荐使用经阴道超声探查子宫与卵巢。对于 CAH 等 UGS 畸形的患儿,可以通过经会阴超声测量尿道、阴道及共同通道的长度。

【检测方法】

测量卵巢的结构、容积,子宫与宫颈比例,子宫长度、容积和内膜的厚度,这些均有助于女性性腺疾病的判断。通过经腹壁 B 超、经阴道和直肠 B 超等探查。

【结果判断】

卵巢的大小与形态因人而异,成人卵巢是一对椭圆形的腺体,长 2.5～5 cm,宽 1.5～3 cm,厚 0.6～1.5 cm,绝经后卵巢体积明显缩小,其体积上限为 8 mL。青春期前的卵巢表面光滑;青春期开始排卵后,其表面逐渐变得凹凸不平。正常子宫大小是长 5.5～7.5 cm,宽 4.5～5.5 cm,厚 3.0～4.0 cm,子宫颈长 2.5～3.0 cm。

Turner 综合征患者常常伴有卵巢发育不良,超声检查可以显示双侧卵巢的体积较小或缺乏可辨认的卵泡。此外,子宫也常常发育不良,体积较小。

多囊卵巢综合征(PCOS)患者卵巢增大(体积 >10 mL),包膜增厚,卵泡数目增多,每个卵巢中卵泡数目>12 个,卵泡直径 2～9 mm,也可见 1 个明显增大的卵泡(>10 mm)。子宫内膜增厚,子宫内膜纹扩大(>7 mm),形态均一,子宫体积可正常、缩小或增大。

性早熟者相对于青春发育前和单纯性乳房早发育的女孩而言,中枢性性早熟(CPP)女童卵巢和子宫的容积有明显增大。

【注意事项】

B超显示子宫卵巢发育情况对性腺疾病的独立诊断意义不大,需结合其他指标进行综合判断。

3. 睾丸超声检查

【临床意义】

睾丸大小是曲细精管发育程度的一种表现,当睾丸未及、不大或增大时有助于探测睾丸发育状态及睾丸内肿瘤。

【结果判断】

睾丸是一对略扁的卵圆形组织,分别位于阴囊隔两侧的阴囊内,由上前方斜向下后方。正常成年男子每侧睾丸重 20~30 g,长径 4~5 cm,容积 15~25 mL。

促性腺激素不足、肥胖性生殖无能综合征、垂体性矮小症、Klinefelter 综合征、Turner 综合征和假性男性性早熟的睾丸体积明显减小。

单侧睾丸肿大则可能是鞘膜积液、炎症或肿瘤。

4. MRI、CT

头颅 MRI 和 CT 对发现中枢器质性病变是临床重要的病因诊断手段,尤其是鞍区增强 MRI(敏感性显著优于 CT),并要重点观察下丘脑区域。伴有神经系统体征或者发育进展趋势迅猛的患者存在颅内病变的可能性较大,因此建议行 MRI 检查。此外,青春发育期患儿垂体分泌 Gn 细胞增大而使垂体较发育之前增大,极易与垂体微腺瘤混淆,应注意结合临床综合分析和鉴别。

五、 其他检查

男性可留晨尿查精子,如查看尿中可见精子,提示睾丸已有生精、排精功能。性腺活检应根据内分泌检查结果而定,若内分泌检查无法明确病因及性质,就应考虑活检。

(陈凤玲　张敏　于雪梅)

第十二章

生长发育障碍检查和诊断试验

生长发育障碍可能由多种原因引起,包括遗传因素、营养不良、内分泌疾病等。诊断这些问题通常需要综合考虑患者的病史、身体检查和相关的实验室检测。

一、 生长激素（GH）水平检测

【临床意义】

生长激素水平检测在评估生长发育、诊断激素相关疾病等方面具有重要意义。通常以单位为 ng/mL 或 μg/L 表示。因 GH 释放呈脉冲式分泌,其基础值常处于低值、波动较大,随时取血测定的意义较小,故常需药物激发试验。

1. 生长激素(GH)激发试验

生长激素(GH)激发试验通常用于评估患者是否存在生长激素缺乏或生长激素分泌不足的情况。这种试验可以帮助医生确定是否需要进行生长激素治疗。

【检测方法】

常用的生长激素激发试验

药物	剂量与方法	取血时间(min)	副作用
常规胰岛素	0.05～0.1 U/千克体重用2mL NS 稀释后静脉注射	0，30，60，90,120	低血糖反应
可乐定	4 μg/千克体重,75 μg/每片,口服最大剂量2片	0，30，60，90,120	嗜睡,恶心,呕吐及轻度血压下降

【结果判断】

GH 峰值的评价:如 GH 峰值≤5 ng/mL,则为完全性 GH 缺乏;如 GH 峰值在 5.1～9.9 ng/mL,则为部分性 GH 缺乏;如 GH 峰值≥10 ng/mL,则为反应正常。

【注意事项】

(1) 初始血糖≤2.6 mmol/L,不能使用胰岛素或胰高血糖素;在糖尿病、胰岛素抵抗、库欣综合征、肥胖或多次试验失败者,胰岛素用量可适当增加。

(2) 需同时监测血糖,当血糖下降幅度＞基础值的 50%,或血糖绝对值≤2.6 mmol/L 时,说明已达到低血糖反应的程度,应防止血糖继续下降,如发生低血糖应及时处理。

2. 胰岛素样生长因子1(IGF-1)检测

【临床意义】

IGF-1是介导GH的效应激素,是反映GH-(IGF-1)-软骨轴功能的另一种重要标志,也是GH缺乏症诊断的重要指标之一。作为生长激素下游的分子,IGF-1节律波动小,可以间接反映生长激素的水平。因其没有明显的节律波动,可单次采血检测完成评估。

【检测方法】

具体见第八章"下丘脑-垂体疾病"。

【结果判断】

IGF-1的正常范围因年龄和性别而异。新生儿:10~90 ng/mL,儿童(1~9岁):75~350 ng/mL,青少年(10~19岁):129~581 ng/mL。

需要注意的是,这些范围可能会因实验室和检测方法的不同而有所变化。

【注意事项】

影响内源性IGF-1水平的因素较多,如甲状腺素、泌乳素、糖皮质激素和营养状态等,所以临床上IGF-1值的解读需要结合多种因素来综合评估,而对于骨龄超前的患者,IGF-1的水平需要根据骨龄进行校正。

3. 甲状腺功能检测

甲状腺激素对正常生长发育至关重要,因此检查甲状腺功能(甲状腺激素 FT3、FT4 及促甲状腺激素 TSH)可以排除其中的问题(具体见第六章)。

4. 性激素检测

性激素如雌激素和睾酮对性别特征和生长发育有影响,检测它们的水平结合功能试验可以帮助评估性发育状况(具体见第十一章)。

二、 其他

1. 骨龄测定

骨龄的测定方法主要包括 X 线摄影法和计算机骨龄评估系统。X 线摄影法是通过拍摄儿童左手腕部的正位 X 线片(手背向球管放置),观察骨骼发育情况,与标准图谱进行对比,从而得出骨龄。计算机骨龄评估系统则是通过图像处理技术和人工智能技术,对 X 线片进行自动分析,给出骨龄评估结果。骨龄测定的原理是基于骨骼发育的阶段性特征和规律性变化,通过对比实际骨骼发育程度与标准骨骼发育程度,计算出骨龄。

2. 营养评估

可以通过了解患者的饮食习惯和营养状态，以确定是否存在营养不良。

3. 智力检测

对临床上存在生长发育障碍的儿童，必要时需要进行智力检测。

4. 基因检测

临床诊疗生长发育障碍的儿童时，检测和发育迟缓相关的基因检测非常重要，基因检测可帮助区分先天性疾病、代谢性疾病、中枢神经系统疾病以及染色体疾病等。如出现下述情况，需要行基因检测：伴智力发育落后；伴头面部异常；伴骨骼畸形或非匀称性矮小；伴性发育异常；家族性矮小；伴肝脾肿大。

（秦利　周里钢）

参 考 文 献

［1］中华医学会糖尿病学分会.中国2型糖尿病防治指南
（2013年版）［J］.中华内分泌代谢杂志,2014,30(008):
893 - 942. DOI:10.3760/cma.j.issn.1000 - 6699.2014.
10.020.

［2］中华医学会肝病学分会,范建高,南月敏,等.代谢相关
（非酒精性）脂肪性肝病防治指南（2024年版）［J］.实用
肝脏病杂志,2024,27(4):494 - 510. DOI:10.3760/
cma.j.cn501113-20240327-00163.

［3］中华医学会内分泌学分会.非酒精性脂肪性肝病相关
代谢紊乱诊疗共识［J］.2版.中华内分泌代谢杂志,
2018,34(7):549 - 554. DOI:10.3760/cma.j.issn.1000 -
6699.2018.07.004.

［4］中国血脂管理指南修订联合专家委员会,李建军,赵
水平,等.中国血脂管理指南（2023年）［J］.中国循环杂
志,2023,38(3):237 - 271.

［5］周京国.中国高尿酸血症相关疾病诊疗多学科专家共
识［J］.中华内科杂志,2017,56(13):22. DOI:10.3760/
cma.j.issn.0578 - 1426.2017.03.021.

［6］中华医学会内分泌学分会.中国高尿酸血症与痛风诊
疗指南（2019）［J］.中华内分泌代谢杂志,2020,036
(001):1 - 13. DOI:10.3760/cma.j.issn.1000 - 6699.
2020.01.001.

［7］Neogi, Tuhina, Jansen, et al. 2015 Gout Classification
Criteria An American College of Rheumatology/
European League Against Rheumatism Collaborative
Initiative ［J］. Arthritis & rheumatology, 2020, 67:

2557 - 2568. DOI:10.1002/art.39254.

[8] Haugen B R, Alexander E K, Bible K C, et al. 2015 American Thyroid Association Management Guidelines for Adult Patients with Thyroid Nodules and Differentiated Thyroid Cancer: The American Thyroid Association Guidelines Task Force on Thyroid Nodules and Differentiated Thyroid Cancer [J]. Thyroid Official Journal of the American Thyroid Association, 2015: 2165. DOI:10.1089/thy.2015.0020.

[9] 甲状腺细针穿刺细胞病理学诊断专家共识编写组,中华医学会病理学分会细胞病理学组.甲状腺细针穿刺细胞病理学诊断专家共识(2023版)[J].中华病理学杂志,2023,52(5):441 - 446. DOI:10.3760/cma.j.cn112151 - 20220916 - 00782.

[10] 吴晓婷,郑剑.甲状腺结节超声恶性危险分层中国指南(C-TIRADS)临床应用进展[J].中华超声影像学杂志,2023,32(11):1002 - 1008. DOI:10.3760/cma.j.cn131148-20230508-00261.

[11] 中国垂体腺瘤协作组.中国肢端肥大症诊治共识(2021版)[J].中华医学杂志,2021,101(27):12. DOI:10.3760/cma.j.cn112137 - 20210106 - 00022.

[12] 中华医学会内分泌学分会.成人生长激素缺乏症诊治专家共识(2020版)[J].中华内分泌代谢杂志,2020,36(12):8. DOI:10.3760/cma.j.cn311282 - 20201130 - 00798.

[13] 沈永年,罗小平.儿科内分泌遗传代谢性疾病诊疗手册[M].上海:上海科学技术文献出版社,2010.

[14] 颜纯,王慕逖.小儿内分泌学[J].北京:人民卫生出版社,2006.